Das kleine Buch, das mit dir spricht

von Stan Geurts und Anne Busse

Das kleine Buch, das mit dir spricht
von Stan Geurts und Anne Busse
Fotos: Stan Geurts und Anne Busse
Illustrationen, Grafiken und Layout: Arthur Bernhardt
ISBN 978-3-00-044997-0

1. Auflage, 2014

Schwalmtal
druckbar Lüdecke e.K.
Printed in Germany

Das kleine Buch, das mit dir spricht

Prolog

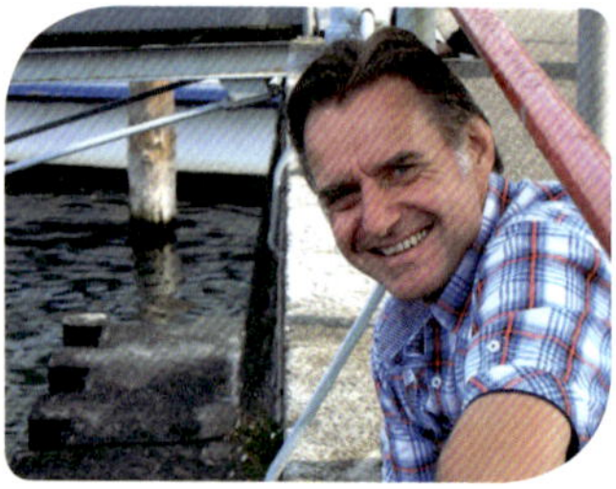

Durch meinen Beruf als Osteopath hatte und habe ich immer noch das große Glück, vielen unterschiedlichen Menschen zu begegnen. In den Jahren, die ich praktiziere, habe ich vieles mit diesen Menschen geteilt. Dieses Teilen war verbunden mit zahlreichen Ups und Downs, für mich, aber sicher auch für meine Patienten. Immer wieder habe ich mich gefragt, wie es sein kann, dass ich mit manchen Menschen einen tieferen Kontakt erlebte und bei anderen der Kontakt an der Oberfläche stockte. Es ging nicht darum, diese Frage zu beantworten, sondern sie zu erforschen.

Meine Forschung nach der Ursache dieser Tatsache war tiefgründig, nicht nur analytisch, sondern auch eine wirkliche direkte Erfahrung, in der ich das Gefühl hatte „eins zu sein" mit dem Menschen, den ich behandelte. Gefühle zu Anderen waren und sind Lernprozesse, in denen Menschen mir wie ein Spiegel reflektieren, was ich bin. In solchen Momenten konnte ich mit dem Anderen weinen, ich konnte da die Sehnsucht spüren, die alle Menschen tief in sich haben. Die Sehnsucht nach dem wirklichen Glück, dem inneren Frieden.

Das Ergebnis dieser tiefen Forschung hat mir einen Weg gezeigt zu der Quelle, wo das, was wir das Selbst nennen, sich manifestiert. An dieser Quelle ist eine totale Offenheit, es gibt keine Widerstände mehr, die uns fernhalten von der Verbindung mit unserer Welt und ihren kostbaren Bewohnern. Es gibt keine Worte, um diese Quelle wirklich zu beschreiben. Es gibt kein Rezept, keinen konkreten Plan, nach dem wir unser Leben ausrichten könnten, um diese Quelle zu finden.

Es gibt nur einen Weg dahin, und das ist *dein* Weg. Auf diesem Weg kannst du dich befreien von allem, was dich daran hindert, frei zu sein. Diese Freiheit liegt nicht im Tun oder im Denken, sondern in der *Freiheit, zu sein wer du bist* und dann zu entscheiden, was du mitnimmst auf deinem Weg. Am Ende, dort wo du zurückblickst, wirst du erkennen, ob dein Weg der richtige war. Da wird dein Bewusstsein frei sein von allem, was dir die klare Sicht auf die Welt nimmt. Hast du den Mut, deinen Schatten zu entdecken und einen Weg zu gehen in deine Verletzbarkeit?

Meinen tief empfundenen Dank richte ich an meine Patientinnen, an meine Familie und alle hier nicht genannten konstruktiv-kritischen Helfer und Helferinnen.

Stan Geurts

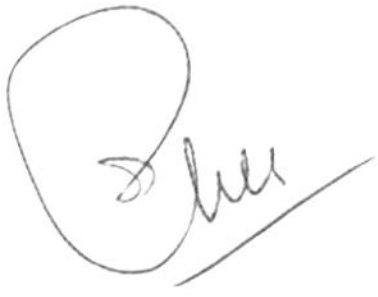

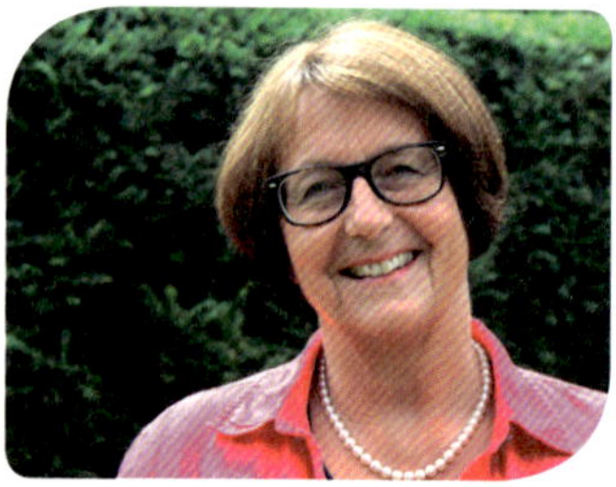

Liebe Leser,

auch für dieses Buch hat Stan Geurts mich als Co-Autorin mit ins Boot genommen, dafür bin ich ihm sehr dankbar. In der neuen gemeinsamen Arbeit gab es natürlich wieder neue Erfahrungen. Das Leben beschert uns nicht nur im Familien- und Berufsalltag die Herausforderungen, an denen wir wachsen können. Gemeinsam ein Buch zu schreiben, in dem am Ende nicht mehr analysierbar ist, aus welcher „Feder" die einzelnen Abschnitte stammen, bedeutet, dass wir dabei auch einen Prozess durchleben, in dem Autoren-Egos unwichtig werden. Unsere gemeinsame Intention, Menschen Inspirationen zu geben, ihren eigenen Weg zum Heilwerden zu finden, ließ dies möglich werden. Es hat dazu geführt, dass das von Stan Geurts stammende ursprüngliche Konzept des Büchleins als ein im „Wir" geschriebenes und gemeintes Gesamtwerk geschaffen werden konnte. Die darin enthaltenen persönlichen Erfahrungsberichte und Reflexionen von Stan Geurts sind in den farbigen Kästchen mit einem Buchsymbol gekennzeichnet.

In meiner Tätigkeit als holistisch ausgerichtet arbeitende Ärztin für Frauenheilkunde und traditionelle chinesische Medizin erfahre ich immer mehr, dass Menschen sich voller Vertrauen auch für ungewohnte Sichtweisen öffnen. Hierdurch wird es mehr und mehr möglich, auch in einer äußerlich schulmedizinsch erscheinenden Praxis Erkenntnisse, wie sie in unseren beiden Büchern nun dokumentiert sind, für meine Patientiennen (und in der Akupunkturtherapie auch für männliche Patienten) heilsam einzubringen.

Meinen tief empfundenen Dank richte ich an meine Patientinnen, an meine Familie und alle hier nicht genannten konstruktiv-kritischen Helfer und Helferinnen.

Liebe Leserin, lieber Leser, mögest du in diesem Büchlein einen Spiegel sehen, der dir dein wahres Selbst zeigt.

Anne Busse

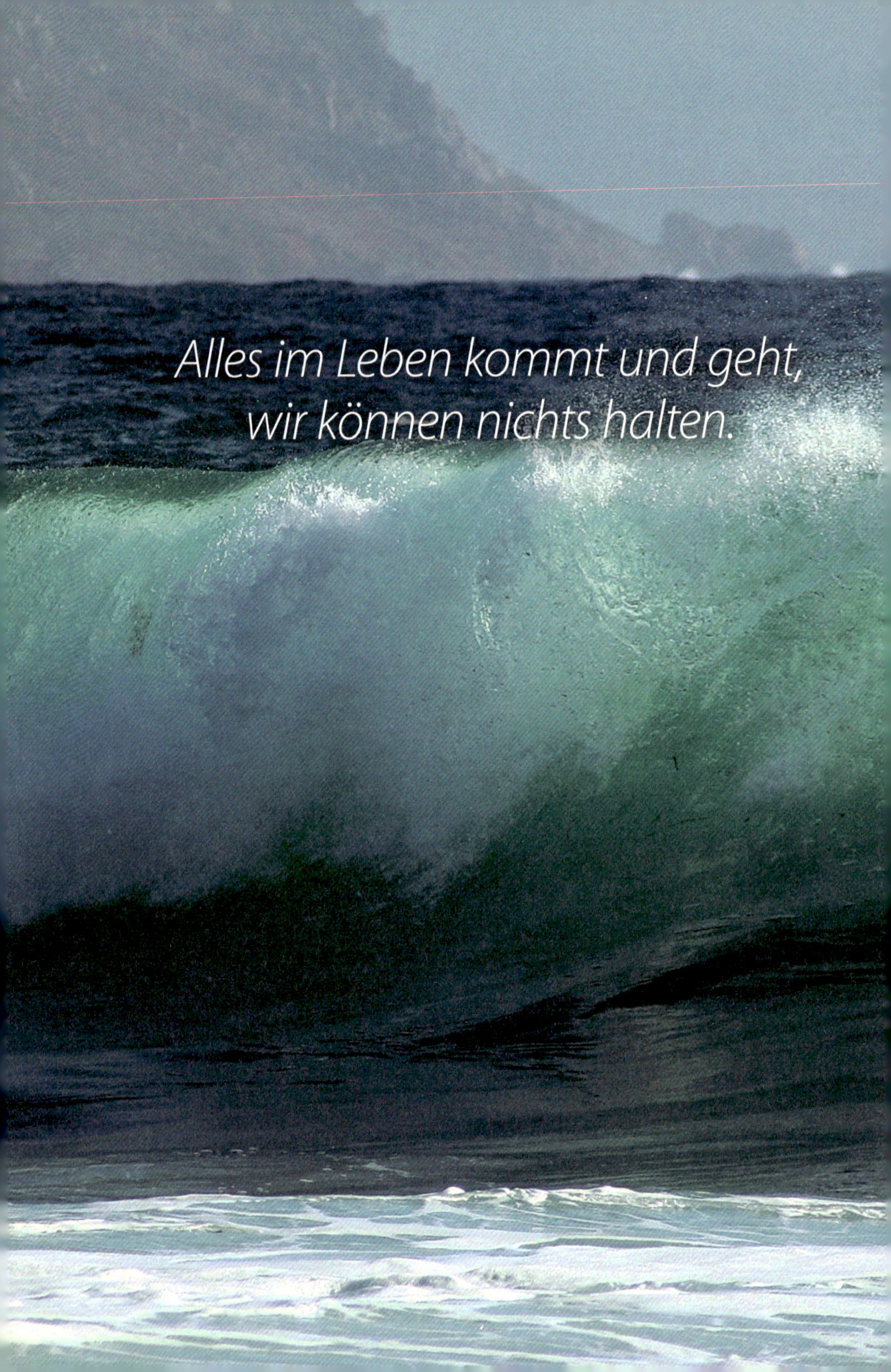
Alles im Leben kommt und geht,
wir können nichts halten.

Einführung

Wahrscheinlich hast du – so wie wir - schon viele Bücher gelesen. Als du ein Kind warst, hat dir vielleicht auch jemand vorgelesen oder dir einfach nur so etwas erzählt, deine Mutter, dein Vater, Oma, Opa, wer auch immer. Und alles begann mit dem ersten Buchstaben. Es wurde ein Wort daraus, ein Satz, dann eine Geschichte, und dann ... hast du deine eigene Geschichte daraus gemacht, nicht? Wir alle haben gelernt, diese eigene Geschichte in Worte zu packen. Die Worte wurden Dinge, alle eingepackt. Mit diesem „Einpacken“ haben wir uns getrennt von dem, was uns sagt, was wirklich gut für uns ist.

So ist das auch mit der wahren Liebe, die wir ja alle suchen. Das Wort wird das Ding, das Ding wird das Leben, alles in viele Schichten eingewickelt. Haben wir so nicht alle unseren Verstand dominieren lassen über unsere Herzen? Suchen wir nicht alle wieder nach dem, was vor dem Wort da war, vor dem Ding? Nach dem, was spricht ohne Worte, lauscht ohne zu hören, schaut ohne zu sehen, was empfindet, ohne zu greifen. Dem, was uns leitet auf dem Lebensweg, einfach durch das Sein? Dieses Büchlein hilft dir auszupacken, dich zu befreien von allem, was dir den Weg versperrt zu dir selbst.

Alles, was sich in unserem Leben ereignet, kommt und geht. Wir können nichts halten, so sehr wir uns das Glück auch wünschen und so sehr wir auch versuchen, das Leid zu vermeiden. So ist nun einmal das Leben, sagen wir uns immer. Wir haben uns daran gewöhnt, es ist uns so selbstverständlich wie unser tägliches Brot zu kaufen. Wir werden geboren, wir altern, werden eines Tages krank und sterben. Alle Höhen und Tiefen dazwischen spielen sich ab in einem Tempo, das sich zu beschleunigen scheint, wenn die Sekunden unseres Lebens weiter ticken und der „persönliche Kalender“ dünner wird.

Es scheint so zu sein, dass uns das Glück aus der Hand rinnt wie der feine Sand eines schönen Meeresstrandes.

Halte nun einmal inne und versuche, die Stille in dir zu hören. Die Stille, die immer da war, aber nie gehört wird. Sie kommt aus der Tiefe und erscheint, wenn der Geist leer ist von allen Gedanken. Aus dieser Stille heraus spricht etwas mit dir. Eine Stimme, die du vielleicht nicht kennst, die aber schon immer bei dir war und dich nie verlassen hat. Sie hat keinen Namen, lässt sich nicht packen, ist aber immer für dich da. Es sind vor allem die Fragen, die sie stellt, die dir helfen, nicht die Antworten. Folge den Fragen, dann kommst du zu dir, an deine Wahrheit.

- *Ist es wirklich wahr, was hier geschrieben steht?*
- *Wer ist der Regisseur deines Lebens?*
- *Was brauchst du wirklich?*
- *Hast du vielleicht Angst, dich selbst und das gekaufte Brot einmal ernsthaft infrage zu stellen?*
- *Das Leben geht weiter. Wie es weitergeht, bestimmst du selbst.*
- *Glück ist kein Ziel, es ist eine Art zu leben.*
- *Glück ist, die Schönheit des Neuen zu entdecken, in jedem Moment.*

Für alles Neue brauchen wir Menschen gewöhnlich einen Anlauf. In dieser Zeit des „Anlaufs" versuchen wir fast immer, zuerst etwas zu überwinden, uns selbst Gewissheit darüber zu verschaffen, dass das Neue kein Risiko in sich birgt. Wir überlegen, planen, denken, fühlen. Und über allem steht sehr machtvoll das Wollen. Das alles mit dem Ziel, Glück, Gesundheit, Reichtum und Status zu gewinnen, Liebe und Anerkennung unserer Mitmenschen. Wir wollen tatsächlich alle schön, glücklich und reich sein, liebe Freunde haben und gesunde

Kinder, die möglichst das tun, von dem wir glauben, dass es sie glücklich macht. Wir leben eine Art von Gewissheit, die wir uns mit Planen und Denken erschaffen und erhalten wollen. Dabei finden wir aber nicht das Neue, sondern wiederholen nur Bekanntes und stecken es in eine neue Verpackung.

Wir leben eine Art von Gewissheit, die wir uns mit Planen und Denken erschaffen und erhalten wollen. Dabei finden wir aber nicht das Neue, sondern wiederholen nur Bekanntes und stecken es in eine neue Verpackung.

- *Tauche jetzt einfach nach innen und drehe den Film deines Lebens im Zeitlupentempo rückwärts, ganz, ganz langsam, weiter bis in deine Kindheit ... ganz, ganz langsam bitte weiter und weiter zurück.*
- *Wo fängt deine erste Erinnerung an?*
- *Hast du dich geliebt gefühlt?*
- *Oder vielleicht auch abgelehnt?*
- *Wie klar und deutlich ist das?*
- *Fühlst du das?*
- *Kannst du dir ein Bild machen von der damaligen Lebenssituation?*
- *Fühle dich hinein, weil dieses Bild immer noch dein Leben bestimmt. Das ist keine Einbildung.*

Dein Leben ist gar nicht dein Leben. Ja, du hast richtig gelesen. Wir meinen damit, dass das, was du dein Leben nennst, geprägt ist von Gewohnheiten, ebenso wie das Leben der Anderen. Als Kinder haben wir gelernt, uns anzupassen, vernünftig zu sein, eine Rolle zu spielen.

Das hat uns das Gefühl gegeben, geliebt zu werden und in uns die Gewissheit erzeugt, dass wir unser Glück finden in Karriere, Familie oder einem anderen Ideal. Diese erlernten Gewohnheiten sind die "Fesseln", die uns an das Nicht-Glück binden, denn sie blockieren den Weg zu unserem Herzen, zu unserer Wahrheit. Es sind diese Gewohnheiten, die unsere Persönlichkeit ausmachen, sie bilden unseren Charakter. Der Ausdruck "Person" stammt aus dem griechischen „Persona", was Maske bedeutet.

Also zeigen wir der Welt (und auch uns selbst) mit der durch Gewohnheiten geformten Persönlichkeit eigentlich nur Masken, aber die gehören der Vergangenheit an. Nur das, was aus dem Herzen entsteht, ist wahrhaftig und neu. Das, was aus unserem Herzen kommt, entdecken wir nur, wenn wir die Stille empfinden. Stille wird wahrnehmbar, wenn wir den „Fluss" von Gedanken und Emotionen, der uns ständig begleitet, durchschauen und am Ursprung dieses Flusses den Frieden finden. Das heißt „Leerheit". Ohne diese „Leerheit" bewusst zu erfahren, wiederholt der Geist ständig und ein Leben lang nur das ihm Bekannte.

Ich kenne einen Mann, dem es schwerfiel, mit sich alleine zu sein. Eines Tages raffte er all seinen Mut zusammen und entschloss sich, eine Woche lang wegzufahren in ein fremdes Land. Er hatte eine Fahrradtour in die Berge geplant. An seinem Zielort angekommen, bezog er in einem Hotel sein vorgebuchtes Zimmer. Als er am Morgen mit seinem Kaffee auf der Terrasse des Hotels saß, entdeckte er per „Zufall" zwei Bekannte aus seinem Geburtsort, die er schon seit fünfundzwanzig Jahren nicht gesehen hatte. Und das, was er nicht wollte, passierte. Die ganze Woche war er mit den beiden Bekannten gemeinsam unterwegs, die Zeit, die er ursprünglich alleine mit sich selbst verbringen wollte. Erst später zuhause wurde ihm bewusst, dass damit wieder ein Muster aus seiner Kindheit stärker gewesen war als sein Wunsch, alleine zu sein.

Aus diesem naheliegenden Grund führen wir oft nicht das Leben, das wir in unseren Träumen und Vorstellungen leben möchten. Die frühkindlichen Prägungen bestimmen jetzt noch unser Verhalten. Die meisten von uns sind nicht reich, berühmt und gesund und bekommen nicht die Liebe, die sie sich wünschen. Und selbst dann, wenn sie das alles haben und erreichen, sind sie nicht wirklich glücklich damit. Die Ereignisse unseres Alltags erscheinen wie ein Film. Wir vergessen aber, dass wir selbst der Regisseur sind. Deswegen hat der Film kein Happy End. Das ist kein Grund, um traurig zu werden oder gar in eine Depression zu verfallen, sondern es ist einfach die Wahrheit über unser menschliches Leben. Wir sind Meister der Verdrängung geworden, akzeptieren diese Wahrheit nicht, wir verschließen uns vor ihr und sind uns dessen nicht einmal bewusst. Auf diese Weise halten wir die „Lüge“ unseres Alltags aufrecht.

Dieses kleine Buch will dich mitnehmen auf eine Reise in die Freiheit, weg von der Lüge. Deine Prägung ist möglicherweise für dich der Kristallisationskeim, von dem aus du den Weg in deine Freiheit beginnst. Du kannst im Fluss des Lebens sein – und wieder am Ruder stehen. Der Weg führt zurück zu dir selbst und zu der Quelle deiner Kraft. Nicht das Leben selbst, sondern **deine** Erfahrung dieses Lebens bringt dich zu dieser Quelle.

Zweifelst du das an? Sei bitte ehrlich zu dir selbst. Schaue auf dein jetziges Leben. Bist du wirklich nah an dir selbst? Dann wärest du auch offen für andere, oder? Stelle dir selbst einfach mal die folgenden Fragen und gib dir den Raum für eine Antwort, die nicht aus deinem Denken kommt. Wir können alle fühlen, also fühle statt zu überlegen. →

- *Wie oft sagst du, was du wirklich empfindest oder innerlich spürst?*
- *Wie oft willst du überhaupt nicht wissen, was in dir vorgeht, verdrängst deine wahren Gedanken oder Emotionen und kannst gar nicht dahinter schauen?*
- *Wie viele Lücken und „schwarze Löcher" gibt es in deiner Erinnerung?*
- *Wie viele Verletzungen trägst du mit dir?*
- *Wie nah lässt du deine sogenannten Nächsten an dich herankommen?*
- *Was passiert mit dir, wenn die anderen dir zu nah kommen?*
- *Wie oft nehmen deine Gedanken und Gefühle einen Lauf mir dir und du verlierst die Meisterschaft über dein Leben?*

Dieses praktische Buch ist ein Dialog zwischen dir und deinem Leben einerseits und dem Unbekannten andererseits. Dem Unbekannten, das in dir spricht als innere Stimme und keine Angst hat, etwas zu verlieren. das keine Angst hat, etwas zu verlieren. Es ist immer da, war immer da, hat kein Ende und keinen Anfang. Es hilft dir, dich selbst zu erkennen und dadurch dir selbst näher zu kommen. Angst vor Nähe bereitet vielen Menschen Probleme, weil sie in dieser Nähe konfrontiert werden mit ihren eigenen Grenzen, von denen sie glauben geschützt zu werden. Deswegen bedeutet mehr Nähe zu sich selbst zunächst Furcht und Schmerz, den Schmerz, den wir so gerne umgehen. Aber sie schenkt auch die Fähigkeit, uns für andere zu öffnen. Es ist der Schmerz der Raupe, die ihr enges Gefängnis verlässt, um als prachtvoller Schmetterling ins Leben zu fliegen. Und es ist auch die Furcht vor Freiheit, weil wir das kleine Ich mit all seinen Grenzen verlieren. Es gibt nichts zu verlieren. Alles, was wir sind, ist schon da. Es stammt aus einem Keim, und es kommt nichts Neues dazu, es will nur wachsen.

Im Dialog mit dem Unbekannten werden wir Erfahrungen machen, die uns zu Tränen rühren können. Tränen vor Glück, weil wir uns selbst erkennen, oder Tränen vor Leid, weil wir uns nie zuvor auf diese Weise angeschaut haben.

Eine Frau kam zu mir in die Praxis, weil sie Probleme mit Männern hatte und immer wieder unzufrieden war. Sie fühlte sich nicht wohl in ihrem Job und war am Ende. Nachdem sie dreimal zur Behandlung bei mir gewesen war, wusste ich nicht mehr weiter, wie ich ihr klarmachen könnte, welch große Angst sie vor Nähe hatte. Als Rollenspiel schlug ich vor, sie solle im Raum einen Standpunkt einnehmen, sich entspannen, für ihre Gefühle öffnen und sich darauf konzentrieren. Ich ging auf sie zu. Als ich noch etwa einen Meter von ihr entfernt war, sagte sie klar und deutlich: "Stopp". Was mich hierbei überraschte, war meine eigene Empfindung. Ich fühlte mich mit jedem Schritt kleiner werden, während diese Frau entsprechend größer wurde. Ich wusste schon immer, dass weibliche Energie stärker ist als männliche, aber das so direkt wahrzunehmen, war schon spannend. Weil ich „wusste", dass es solche inneren Wahrnehmungen gibt, war das kein Problem, es machte mir keine Angst. Ich erzählte ihr von meiner Erfahrung. Aus dem Rollenspiel konnten wir erkennen und ableiten, dass Männer im normalen Leben nicht klein sein wollen und dann auf verschiedenste kreative Art und Weise versuchen, sich größer zu machen als sie in Wirklichkeit sind. Das ist wohl der Grund dafür, dass Frauen häufig so abwertend denken über die „kleinen" Männer. Es liegt aber für beide eine Riesenchance darin, diese Wahrheit zu entdecken. →

- *Hast du Angst vor diesen Erfahrungen?*
- *Angst vor Nähe? Angst, dich klein zu fühlen?*
- *Angst vor der Dunkelheit?*
- *Schließt du abends bei Einbruch der Dunkelheit deine Tür auch gut ab? Wie viele Riegel gibt es und wie viele Schlüssel? Hast du vielleicht sogar eine Geheimzahl?*
- *Eine Tür kannst du abschließen aus Angst vor Einbrechern. Aber auch aus Respekt vor dem anderen, weil du nicht willst, dass er einbricht und dadurch ins Gefängnis kommen könnte.*

So hat alles zwei Seiten, auch dein Leben. Die Tür zu dir selbst als Person, die das Leben erfährt, kannst du öffnen und schließen. Was willst du dafür tun?

Vor vielen Jahren fing ich an, mich selbst zu erforschen, Damals war ich – wahrscheinlich ebenso wie du – der Überzeugung, es sei wichtig, im Leben meine Vorstellungen zu verwirklichen und dass das Glück abhängig sei von einem guten Partner, genug Geld, einem zufriedenstellenden Beruf usw. Das alles hatte ich, aber irgendwie fehlte mir trotzdem etwas. Das machte mir manchmal panische Angst, vor allem nachts. Es war eine tiefe Angst vor dem Nichts, das wie ein scharfes Schwert versuchte, mich von meiner Wahrheit zu trennen. Immer wieder aufs Neue musste ich durch diese Angst, bis ich mich entschloss, etwas zu tun. Ich merkte, wie die Angst mein Leben bestimmte. Das wollte ich ändern. Das, was mir fehlte, wusste ich nicht genau zu definieren, ich konnte es nicht wirklich finden und den Finger darauf legen. →

Ich war noch ziemlich jung, aber eine Stimme in mir sagte, ich solle danach suchen. Dabei begegnete ich vielen Menschen, die mir alle, einer nach dem anderen, verschiedene Ideen und Theorien über das Leben aufzeigten. Der eine war reich, der andere sehr intelligent, wieder ein anderer hatte sehr viele Freunde. Es waren Männer und Frauen, mit denen ich vieles teilte, manchmal Leid und manchmal Freude. Aber eines hatten wir alle gemeinsam: Bei tieferem Kontakt wurde uns klar, dass wir ausnahmslos alle nicht wirklich glücklich waren und ein erfülltes Leben hatten. Diese Erkenntnis war für mich der Anlass, zu erforschen, was wahres Glück ist und wo ich es finden konnte.

Wenn wir spüren, dass uns etwas fehlt, muss es ja in uns einen "wissenden Teil" geben, der uns, meist unbewusst, genau darüber informiert, sonst wäre dieses Mangel-Gefühl nicht in uns.

Und so stellt sich wie am Anfang die Frage, wo haben wir das wirkliche Glück verloren?

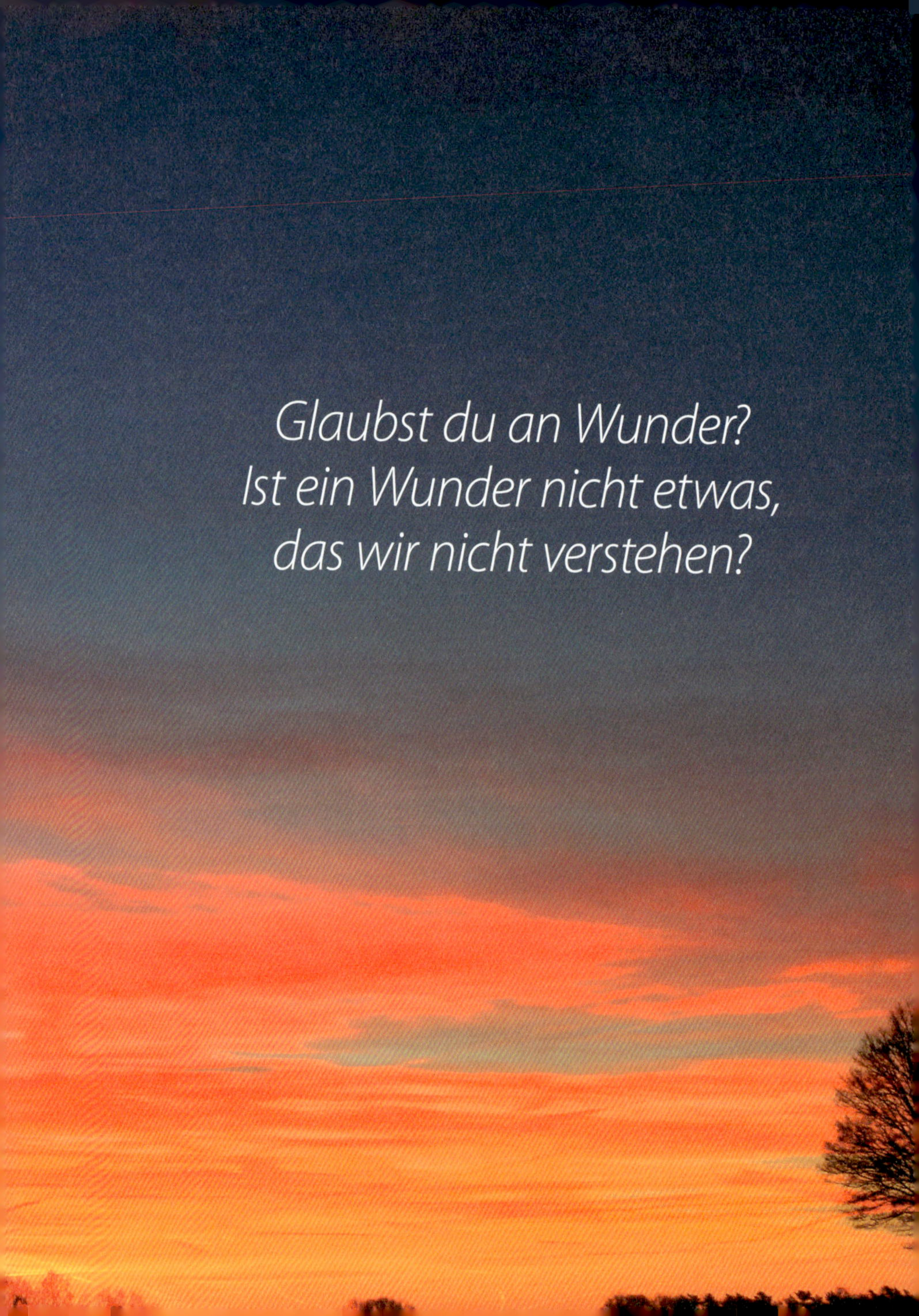

Glaubst du an Wunder?
Ist ein Wunder nicht etwas,
das wir nicht verstehen?

Der Anfang

Wir wissen alle in der Zwischenzeit, woher die Kinder – auch wir selbst – kommen, kennen die Geschichte vom Spermium und der Eizelle, die sich begegnen und aus denen, wenn „der liebe Gott" es will, ein Kind entsteht. Das ist reine Biologie, das wissen heutzutage sogar kleine Kinder. Wir wissen aber auch, dass es häufig nicht zu einer Befruchtung kommt, selbst wenn ein Spermium und eine Eizelle sich begegnet sind. Es ist und bleibt ein Wunder und ein großes Glück, dass aus dem Zusammentreffen von zwei Menschen ein neues Leben entsteht.

Glaubst du an Wunder? Ist ein Wunder nicht einzigartig und etwas, das du nicht verstehst?

Regelmäßig fragen wir Menschen, ob sie wissen, woher die Kinder kommen. Meistens schauen sie verwundert. Sie verstehen die Frage nicht wirklich.

Auch du nimmst die Geschichte von deiner Zeugung und deiner Geburt wahrscheinlich so hin, wie sie dir erzählt wurde. Es ist eine "eingepackte Geschichte". Die meisten von uns können sich an diese Ereignisse nicht erinnern. Deswegen haben wir wohl auch keine andere Wahl als zu glauben, was man uns erzählt, oder nicht? Es ist nicht so, dass wir unbedingt eine Antwort erwarten. Die Frage rüttelt uns vielleicht etwas auf. Wir wollen das alles nicht so genau wissen, wir glauben lieber an Wunder. „Der liebe Gott macht das schon richtig", sagst oder denkst du vielleicht, wenn Dinge passieren, die du nicht verstehst oder die dich zur Verzweiflung bringen. Sei ehrlich zu dir selbst. Diese Verzweiflung ist nur größer als die Verantwortung, die du übernehmen willst oder kannst.

Verläuft unser Leben nicht so, wie wir es wollen, neigen wir dazu, die Verantwortung abzugeben. Der böse Nachbar, der schlechte Sex von gestern, die falsche Erziehung, evtl. sogar ein Trauma aus einem vorherigen Leben werden herangezogen. Finden wir dann niemanden mehr, den wir beschuldigen können, haben wir sogar den Mut, den Teufel oder den lieben Gott verantwortlich zu machen.

Wenn wir am Ende unseren Glauben verloren haben, weisen wir uns selbst die Schuld zu – und niemand kann sie uns mehr nehmen, auch kein Wunder.

- *Wann hörst du auf, an Wunder zu glauben?*
- *Wann bist du bereit, nach der Kraft in dir selbst zu suchen,*
- *nicht mehr vor dir wegzulaufen und vor der Wahrheit, dass du der Schöpfer deiner Welt bist?*
- *Wovor hast du Angst, diesen ersten Schritt zu dir selbst zu gehen?*

Schauen wir uns den Akt einmal an, der der Konzeption vorangeht, den angeblichen „Startschuss“ unseres Lebens. Die magische Anziehung, die zwischen zwei Menschen entstehen kann, wenn sie sich zum richtigen Zeitpunkt begegnen, hat eine immense Kraft, der wir manchmal kaum widerstehen können. Es ist Kraft, die uns zum sexuellen Akt führt und die wir für Liebe halten. Die sexuelle Vereinigung sollte eigentlich *eine Umarmung in Liebe* sein. Aus Liebe kann nur Liebe erwachsen.

Wie kann dann aber ein unvollkommenes Leben voller Leid, Unglück und Krankheit entstehen? Das ist weit entfernt von jeder Logik, aber es ist die Realität. Auf diesem sexuellen Vereinigungsvorgang wird die Bühne unseres Lebens aufgebaut. Das Wunder der Zeugung ist wie ein kraftvoller Urknall, bei dem *dein* Universum entsteht. So wie das Göttliche in Vollkommenheit das äußere Universum sich entfalten ließ, bist du der Gott oder die Göttin deines eigenen Universums. Wenn wir unsere Umarmung in Liebe infrage stellen und wirklich auf die Suche gehen würden nach unserer Wahrheit, unserer tiefsten Kraft, könnten wir vielleicht erkennen, dass unsere Realität ein Traum ist. Ein Traum, der sich eines Tages wohl in Luft auflösen muss.

Du warst bestimmt schon mal verliebt. Verliebtheit lässt dich die Dinge in rosarotem Licht sehen. Du fühlst dich hingezogen zum anderen. Hast du dich schon einmal gefragt, was dich eigentlich anzieht? Du siehst den anderen Menschen nicht so wie er ist, sondern machst aus ihm deinen Traummann oder aus ihr die Prinzessin deiner Kindheitsmärchen. Vielleicht hast du schon einmal erlebt, dass, wenn die Verliebtheit vorbei ist, sich der Traummann in Blaubart verwandelt und die Prinzessin in die böse Hexe aus dem Märchen.

Das ganze Mysterium der Anziehung fängt normalerweise an in der Pubertät. Hier entwickelt sich diese "*Zauberkraft*". Die Hormone, die uns trennen in Mann und Frau, werden jetzt richtig aktiv. Unser Gehirn macht einen Quantensprung und wir stürzen uns darauf, den EINEN RICHTIGEN Partner zu finden. Ohne wirklich genau zu wissen, was wir eigentlich wollen. Zu diesem Zeitpunkt erschaffen wir die Basis unserer Zukunft, aber auch die Basis eines neuen Lebens: unsere zukünftigen Kinder. Ist das nicht ein merkwürdiger biologischer Vorgang? Unser Körper scheint sich selbstständig zu machen. Wir verlieren uns selbst darin, die Idee zu leben, wir könnten die Ganzheit irgendwo „da draußen" finden. Wir nehmen an, uns könne jemand anderes „ganz machen". Verzweifelt klammern wir uns dann an diesen oder jenen Menschen und an die vermeintliche Wahrheit, manchmal ein Leben lang.

- *Kannst du dich an deine Pubertät noch erinnern?*
- *Wovon hast du geträumt?*
- *Was waren deine größten Wünsche?*
- *Deine tiefsten Ängste?*
- *Hast du dich manchmal gefühlt wie ein Fremder in einem unbekannten Land?*
- *Hast du dich später auch einmal gefragt, woher diese Träume kamen?*
- *Was ist aus diesen Träumen geworden?*
- *Wer war der Träumer?*
- *Warum hast du sie nicht verwirklicht?*
- *Ist es nicht so, dass du nicht anders konntest?*

Du hast dich, genau wie die meisten „normalen" Menschen, verloren in einer Lüge, weil du deine Träume nicht verwirklicht hast. Deine Träume bleiben Träume und dein Leben eine Illusion, die die Lüge in die Wahrheit, deine Wahrheit, verwandelt. Wenn du jetzt in Stille nachspürst, tut das doch weh. Es ist dein Schmerz, dein Leid, es kommt nicht von außen. Aber es gibt einen Trost: Nur über die Lüge kommen wir zur Wahrheit. Das gilt für alles, was wir nicht kennen, so auch für die letztendliche Wahrheit. Wir können das, was wir das Göttliche nennen, leider nur erkennen über das, was es nicht ist. Und all dieses geschieht nur, weil wir nicht wissen, dass wir es nicht wissen.

Das Akzeptieren dieser schmerzhaften Realität ist aber der erste Schritt in die gute Richtung. Wir haben deswegen keine Schuld, wir brauchen nichts zu bedauern, niemandem etwas übel zu nehmen.

- *Das Einzige, das zählt, ist das JETZT.*
- *Nur das, was jetzt ist, macht Sinn.*
- *Alles, was geschieht, geschieht im Jetzt.*
- *Alles, was wir im Jetzt tun, wird unsere Zukunft erschaffen.*
- *Nur in diesem Jetzt finden wir das, was wir das wahre Selbst nennen.*

Solange wir die Verantwortung hierfür nicht übernehmen, wird sich nichts ändern. Dieses wahre Selbst kennt keine Zeit, keine Zukunft und keine Vergangenheit. Wie weit wir auch zurückgehen in unserer Vergangenheit, wir können sie nicht mehr ändern. Auch die Zukunft können wir nicht ändern, wie sehr wir auch hoffen und glauben, sie möge besser werden. Die Zukunft wirklich verändern können wir nur im Jetzt. Es wird sich also nie etwas ändern, wenn wir das Jetzt, also das Leben voller Ereignisse, die wir eigentlich nicht wollen, nicht akzeptieren.

Der Anfang ist jetzt, dieser Moment. In unserem ganzen Leben ist jeder Tag, jede Stunde, jede Sekunde sogar, eine Chance, neu anzufangen. Der wahre Anfang ist zugleich das Ende einer Lüge, das Ende einer schmerzhaften Erfahrung.

Ich kann mich noch erinnern, dass mir ein alter Freund seine Angst vor der Dunkelheit anvertraute. Darüber war ich sehr erstaunt. Mich wunderte nicht so sehr die Tatsache, dass er Angst hatte, sondern die Erkenntnis, dass ich mit meiner Angst vor der Dunkelheit nicht alleine da stand. Was sich hierdurch in meinem Geist ereignete, war eine Art von Frieden. Meine Angst mit jemandem zu teilen, erleichterte mich einerseits. Andererseits stand ich nun vor der Schwierigkeit, vor meiner Angst nicht mehr flüchten zu können. Jetzt hatte ich einen Zeugen. Mit diesem Zeugen hatte ich eine neue Situation erzeugt. Eins plus eins war plötzlich nicht mehr zwei, sondern drei. Nun konnte ich nachts plötzlich wahrnehmen, dass ich mir tagsüber manchmal etwas vorgelogen hatte. Ich machte mich selbst größer, stärker und intelligenter als ich in Wirklichkeit war. Gleichzeitig spürte ich aber eine Art Erleichterung, weil ich mich selbst so sehen konnte, wie ich wirklich war. Bis zum heutigen Tag bin ich mir bewusst, dass ich nachts nicht vor mir selbst und meiner Lüge des Alltags weglaufen muss. Das macht mir Mut, denn Frieden finde ich nur, indem ich sein kann, wer immer ich bin. Für mich bedeutete es, zu erfahren, was es heißt „im Jetzt zu sein" und einfach sagen zu können: „Ich bin", auch wenn es nur für einen Moment war. Allein diesen einen Moment erfahren zu haben, macht es schwer, ja eigentlich unmöglich, vor der Wahrheit zu flüchten.

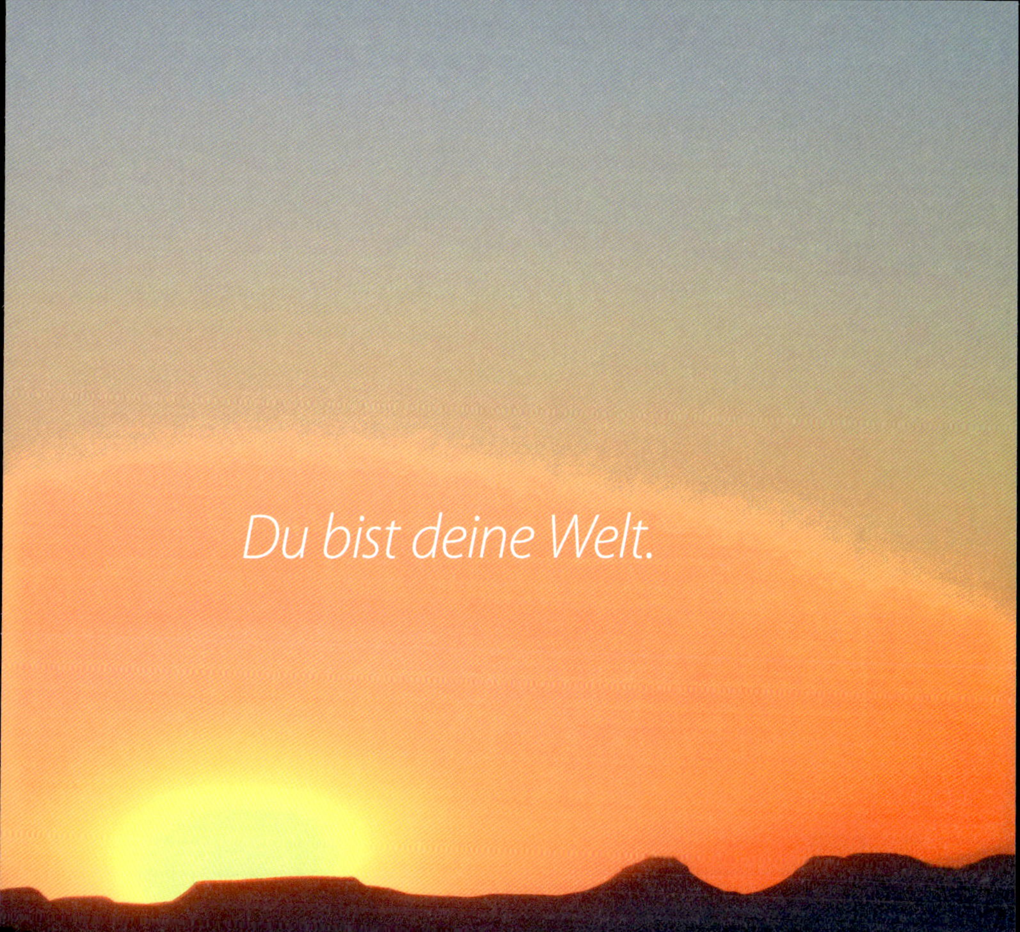
Du bist deine Welt.

Die Erkenntnis der Lüge

Wenn du dein Leben ändern willst, solltest du vorsichtig und behutsam vorgehen. Dein Leben ist nämlich nicht nur dein ICH, sondern alles, was dazugehört: deine Gedanken, dein Essen, dein Partner, deine Kinder, dein Haus, dein Job, dein Dorf, dein Land. Alles hat mit dir zu tun. Du bist sozusagen deine Welt. Wenn du dich veränderst, ändern sich dein Partner, dein Job, und ...... deine Welt. **Du und deine Welt existieren nur in einer gegenseitigen Abhängigkeit**.

Ich koche sehr gerne und weiß es dadurch zu schätzen, wenn Menschen sich Mühe machen, eine leckere Mahlzeit zu bereiten. So wie in allem, kann man auch im Kochen nach Perfektion streben. Was immer ich auch kochte, es gab nie die perfekte Soße, den besten Nachtisch. Immer wieder kochte ich für etwas da draußen, für andere Menschen, um eine Idee zu verwirklichen. Das war wunderbar und ich genieße das noch immer, aber wonach suchen wir eigentlich?

Die Perfektion gibt es nicht. Wie sehr wir auch nach Perfektion streben, es bleibt eine Illusion, weil sie nur in unserem Geist wie ein Ideal existiert. Wir streben nur danach, weil wir an eine Realität glauben, die es irgendwann geben wird. Das kann ein perfekter Partner sein, ein perfekter Job, ein perfekter Garten mit einem perfekt sauberen Haus usw.

Diese ganze Vorstellung von „perfekt" lebt nur in unserem eigenen Geist, weil zu jeder Zeit jemand kommen kann, der unsere perfekte Kreation hässlich findet oder zu salzig oder zu süß oder was auch immer. Ganz gleich was wir auch erschaffen, es bleibt eine Vorstellung, die nur wir selbst als Wahrheit erleben. Diese Vorstellung messen wir ständig an der „Leinwand" unseres Lebens. Sobald auf der Leinwand der „Film" erscheint „zu salzig", „nicht schön" usw., verlieren wir uns selbst in diesem Film. Wenn uns diese Vorstellung bewusst wird, sehen wir die Mängel. Wir sind enttäuscht und vielleicht sogar „un-zufrieden" mit unserer eigenen Kreation. Unzufrieden zu sein bedeutet, nicht zufrieden oder nicht glücklich zu sein mit dem was ist, mit dem, was wir tatsächlich erschaffen haben. Das Weglaufen vor dieser von uns erschaffenen Realität ist eine Flucht vor uns selbst, und das macht unzufrieden, weil wir immer etwas anderes wollen.

Erst recht wenn wir unsere selbst erschaffene Realität für die einzig existierende Wahrheit halten, ist das naiv und ignorant (ignorant heißt hier: nicht wissen können oder wollen). Es wäre so, als würden wir einkaufen, uns dabei kritiklos alles in den Einkaufswagen werfen lassen und es dann auch noch bezahlen.

Es nutzt auch wenig, böse auf uns selbst und unser Leben zu werden, weil wir enttäuscht oder unzufrieden sind. Auch davor wegzulaufen ist nicht wirklich effektiv, weil die Wahrheit uns eines Tages überholt. Die essenzielle Frage, die wir uns stellen könnten, ist: „**Wer ist es** eigentlich, der weglaufen will, der böse wird oder alles kritiklos annimmt?"

Um deine selbst erschaffene Realität zu durchschauen, kannst du eine einfache Übung machen:

Übung in Selbstreflexion

Fange jeden Tag an mit dem Satz: „Dies ist der erste Tag meines neuen Lebens, ich werde das Bestmögliche daraus machen." Verfolge den Tag mit den Fragen: „Wer ist es, der isst, der redet, der böse wird, der Sex hat usw. Gib nicht nach, beobachte dich selbst, ohne zu bewerten und zu verurteilen. Es wird dir ein Licht aufgehen, du wirst den Tag anders erfahren. Es kann aber auch vorkommen, dass der Schatten der Vergangenheit dich einholt und dich wieder ins Dunkel versetzt. Du fängst an zu bewerten, zu verurteilen, deine Emotionen fangen an mit dir zu spielen usw. Nach und nach wirst du jedoch lernen, dich selbst so zu sehen, wie du wirklich bist. Und du wirst erkennen, dass du zwei Seiten hast: eine, die die Lüge aufrechterhält und eine, die die Wahrheit sehen will. Dazwischen gibt es ein Licht (das wir so gerne entdecken). Unternimm nichts, ändere nichts, beobachte nur und erforsche dich selbst. Freue dich auf den ersten Erfolg, du hast ihn selbst geschaffen. Und vor allem, habe keine Angst vor der Lüge.

Das eben erst gezeugte Kind im Mutterleib kennt keine Lüge. Es ist, wie es ist, offen und unschuldig. Es ist weder gut noch böse, obwohl in ihm alles vorhanden ist. Sobald es nach der Konzeption anfängt zu wachsen, beginnt die Umgebung, dieses Kind zu „formen". Alles, was es im Mutterleib erfährt wie Gedanken und Emotionen der Mutter, ihre Ernährung und ihre Umwelt, nimmt Einfluss auf dieses Kind. Jede dieser Bedingungen erschafft den Filter, durch den der neue Mensch seine Welt wahrzunehmen beginnt. Das bedeutet, das Kind erlebt einen Prozess der Formung und Prägung durch Erbe und Umfeld. Das Bewusstsein des Neugeborenen ist aber *kein „leeres Blatt"*. Die Umweltfaktoren und das Bewusstsein des Kindes bedingen sich gegenseitig. Bereits zum Zeitpunkt seiner Geburt ist das Kind ein Teil der Lüge.

Ich weiß noch gut, als meine Mutter mich als siebenjähriges Kind fragte, wen ich mehr liebe, meinen Vater oder meine Mutter. Es zerriss mich, weil ich es wirklich nicht wusste. Tief in mir wuchs aber ein Gefühl, das mich unbewusst dazu bewegte, mich für einen von beiden zu entscheiden. Damit verlor ich die Treue zu meiner tiefen Wahrheit.

Die wahre Liebe entscheidet nie. Es wird kein Mensch ausgeschlossen von der wahren Liebe. Trotzdem werden wir als Kind unbewusst dazu gezwungen (oder wir lassen uns als Kinder dazu zwingen), uns für dies oder das, hier oder da, oben oder unten zu entscheiden, wie sehr wir auch versuchen, an unserer tiefen Wahrheit festzuhalten. Die meisten von uns müssen sich anpassen an die Welt der Erwachsenen. Wir werden geformt, und diese Form erschafft unsere subjektive Realität. Sie wird in unserem Gehirn gespeichert und nach und nach übernimmt unser Gehirn die Kontrolle, dabei vergessen wir unser Herz.

Das Formen geschieht so schnell, dass unsere beschränkte Wahrnehmung ihm nicht folgen kann. An diesem Prozess ist aber nicht nur die Lüge beteiligt, sondern sehr viele Faktoren, die wir auf keinerlei Weise wirklich erfassen können. Wir nennen das unbewusst, aber das Unbewusste ist nur das, was wir nicht kennen. Es sind die Wunder unseres Alltags. Es gibt viele psychologische Modelle und esoterische Strömungen, die diese Lüge oder Wunder zu entlarven versuchen. Tiefenpsychologie, Verhaltenstherapie und Transformationspsychologie gehören dazu. Begriffe wie Karma, Reinkarnation und Gott versuchen alle, uns einen Halt zu geben, damit wir mit der Lüge leben und sie erklären können. Letztendlich suchen sie alle nur eins, **das Wahre Selbst**. Dieses Wahre Selbst ist nicht zu erfassen in einer Vorstellung oder in Begriffen, es ist einfach eine Klarheit im Sein. Es braucht nichts, es will nichts, es passt nicht in einen Rahmen, es ist immer da ohne da zu sein, weder bewusst noch unbewusst. Vor allem in Konfliktsituationen verschwindet dieses Wahre Selbst und die Lüge übernimmt die Führung.

Übung, um der Lüge auf die Spur zu kommen.

- *Nimm dir dafür einen Moment am Tag. Reflektiere über die vergangenen Stunden.*
- *Frage dich selbst:*
- *Wie oft habe ich an diesem Tag nicht gesagt,*
- *was ich wirklich gefühlt habe,*
- *was ich wirklich gedacht habe,*
- *was ich eigentlich wollte?*
- *Was waren die Folgen meiner Lüge(n) - für mich und für die anderen Beteiligten?*
- *Stelle dann fest, was war.*
- *Verzeihe dir selbst, schaffe ein Lächeln in deinem Herzen und nimm dir vor, es anders zu machen. Vielleicht wird das nicht sofort klappen, aber nimm es dir weiterhin vor.*

Das Ich, so wie es ist

Wenn wir anfangen, die Lüge zu erkennen, muss es zwingend logisch auch eine Wahrheit geben. Diese Wahrheit ist schwer zu fassen. Weil es keine Wahrheit ist, die wir wie üblich greifen können, wird durch sie die Idee über uns und die Welt etwas ins Wanken kommen. Es scheint so, als wäre das Bewusstsein von **Ich** und **Mein** nicht mehr so selbstverständlich. Möglicherweise fühlen wir uns dadurch unsicher oder sogar ängstlich, manche empfinden sehr viel Furcht. Es könnte auch sein, dass wir streitlustig werden oder glauben, das Licht gesehen zu haben.

Das sind alles Erfolgserlebnisse. Sie sind Ausdruck guter Arbeit an uns selbst und der wahre Weg zur Selbsterkenntnis. Die Wirkung ist so, als wollten wir uns von einer Drogensucht entwöhnen: der Sucht nach dem „Ich“ und allem was wir als „Mein“ bezeichnen.

Mache dir keine Gedanken; in der Not sind wir alle selbst-süchtig. Das Ich wird alles tun, um seinen Platz als erste Geige zu behalten. Es wird dich weiter anlügen, es wird dich in eine Depression oder ins Burn-out drängen, es wird dich krankmachen, es wird dich neurotisch oder psychotisch machen. Es gibt nichts, wozu das Ich nicht in der Lage ist. Du brauchst nur die verrückte Welt um dich herum anzuschauen, dann weißt du Bescheid. Vergleiche dich nicht mit anderen. Vergleiche andere auch nicht mit dir. Du willst ja schließlich deinen Weg finden und nicht den Weg der anderen.

Übung, um das Ich und das Mein zu finden:

- *Nimm dir vor, den Tag so entspannt zu verbringen, wie es eben geht.*
- *Nimm dir vor, langsam zu gehen, langsam zu reden und zu denken.*
- *Jedes Mal, wenn du dir bewusst wirst, dass du nicht entspannt bist, registriere es und lächle. Die Lüge versteckt sich nämlich irgendwo in dir:*
- *in deinem Bauchschmerz, deinem Kopfweh, deinem Stechen in der Niere oder sogar deinem Blutdruck, der sich erhöht.* →

- *All diese körperlichen Signale sind unbewusste, nicht gelebte emotionale oder mentale „Verdrehungen". Diese Verdrehungen blockieren das Bewusstwerden deiner eigenen Wahrheit.*
- *Gehe zurück in den Tag und versuche, das Ich zu finden - in deinen Gedanken, in deinen Gefühlen, in deinen Verletzungen, in deiner Wut usw.*

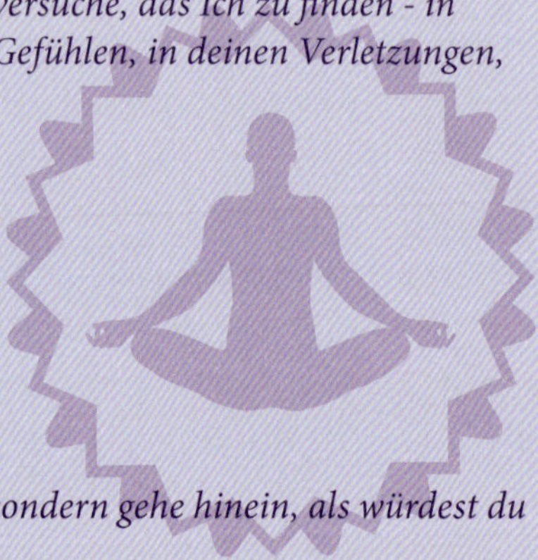

- *Verurteile nichts.*
- *Warum hast du so gedacht?*
- *Woher kommt dein Gefühl?*
- *Was ist verletzt?*
- *Wer ist wütend?*
- *Verdränge das Gefühl nicht, sondern gehe hinein, als würdest du einen neuen Raum betreten.*
- *Sei dir selbst nicht böse, akzeptiere es und nimm dir vor, es zu erkennen, wenn es wieder auftritt.*
- *Alles, aber auch wirklich alles, was du erfährst, ist ein Teil von dir, auch deine körperlichen Schmerzen und deine Krankheiten. Und das, was wir als Ich oder Selbst erkennen können. Nimm es so, wie es ist.*

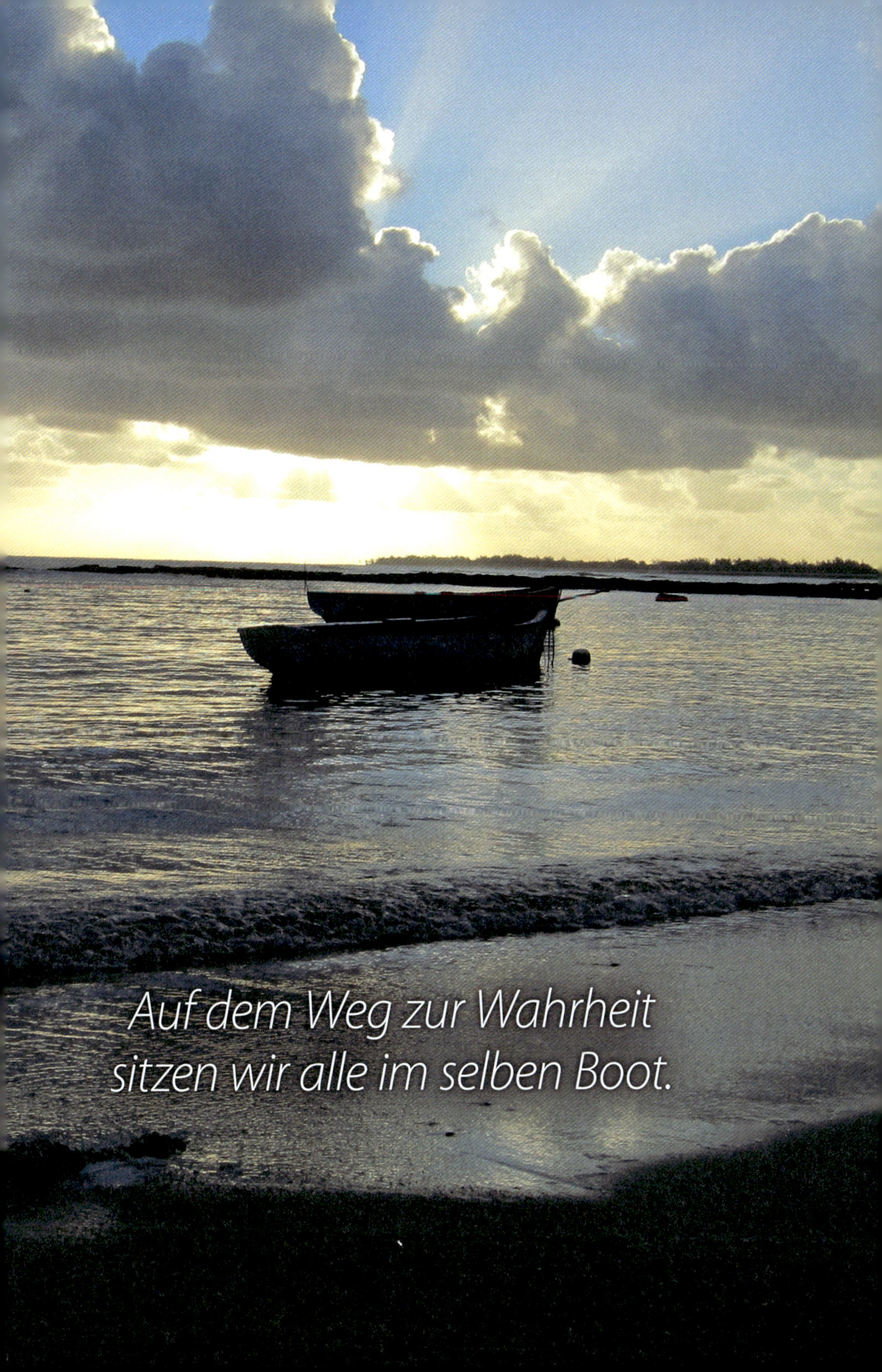
Auf dem Weg zur Wahrheit
sitzen wir alle im selben Boot.

Ich und du und das kostbare Leben

Obwohl jeder von uns in der Erscheinungsform im Außen einmalig ist, trifft das, was für den Einzelnen gilt, in der Essenz (das heißt in Bezug auf das innere Wesen) natürlich auch für alle anderen zu. Wir alle leben in einer Lüge, jeder auf seine einmalige, mehr oder weniger auffällige Art. Manche Leute können eben schlechter lügen als andere. Urteile nicht, sondern wisse das einfach. Wir sitzen alle in demselben Boot auf dem Weg zur Wahrheit. Wenn wir unsere eigene Lüge beenden, stören uns die der anderen nicht mehr. Solange das nicht der Fall ist und wir uns weiter verstören lassen, liegt noch Arbeit vor uns. Wir sollten uns freuen, dass es die anderen gibt, weil wir durch sie unsere eigene Lüge entdecken können. Gelingt uns das, erkennen wir den Segen unseres Lebens und gestalten den Tag ganz anders. Die Perspektive von Ich und Du als getrennte Einheiten ändert sich, das Wir und die wechselseitige positive Beziehung wird klarer. Wir sehen, dass alle Wesen voneinander abhängig sind. Diese Abhängigkeit zu erkennen und darüber nachzudenken ist ein großer und wichtiger Schritt, um die Lüge zu entlarven und so in einen weniger gestressten Alltag zu kommen.

Bist du noch dabei? Du willst gar nicht abhängig sein, oder? Du willst einfach dein Ding machen und diese Probleme gar nicht sehen. Oder willst du vielleicht nur das tun, was andere von dir verlangen? Auch gut, aber das macht müde, manchmal sehr müde.
Warum beschäftige ich mich eigentlich mit diesem Problem, fragst du dich vielleicht. Wäre ich bloß so wie früher, da ging es mir besser. Jetzt habe ich Stress. All diese Fragen gehen mir auf dir Nerven. Was soll das? Ich will einfach glücklich sein, ich will kein Problem. Die anderen haben das doch auch nicht. Doch! →

Die anderen haben das auch, genauso wie du. Aber du erkennst es und die anderen eben nicht. Das ist der einzige Unterschied. Es ist das, was die Buddhisten „das Erwachen" nennen. Wenn du morgens aufwachst, bist du wahrscheinlich auch nicht sofort hellwach. Also brauchst du nicht sofort loszustürmen, große Veränderungen brauchen viel Zeit.

Der Mythos vom Anfang und Ende

Wahrscheinlich haben wir alle schon einmal den Spruch „Der Weg ist das Ziel" gehört. In diesem Spruch ist immer noch ein Hauch davon zu spüren, es gäbe irgendetwas, das weit entfernt wäre und das wir erreichen müssten: das Nirwana, den Himmel, das Walhalla. Das ist ein Irrtum. Wir möchten hier keinen religiösen Glauben verspotten oder entwerten, aber der Weg ist nicht nur das Ziel, sondern „das Ziel ist auch der Weg". Es gibt nichts zu erreichen. Das, was wir erreichen können, ist schon da, nur sind wir nicht in der Lage, es zu sehen, weil wir an die Lüge glauben.

Man spricht schon mal davon, das „Licht zu sehen". Das bedeutet - und das wissen wir alle - uns über etwas bewusst zu werden. Es wird uns etwas klar, vielleicht nicht ganz klar, aber klarer. Das Licht zu sehen sollte auch beinhalten, dass wir etwas klarer sehen und dadurch nicht mehr *nur* an die Lüge glauben müssen. **Wir entwickeln dadurch ein wenig Freiheit**; wir haben neben der Lüge eine Alternative. Weil es für die meisten von uns aber schwierig ist, mit dieser Freiheit umzugehen, drehen wir uns ständig im Kreis. Das Ich will immer noch nicht glauben, dass es einen Anfang und daher auch ein Ende hat.

Das Ich denkt, es sei unsterblich. Und in dem Moment, in dem es konfrontiert wird mit seiner eigenen Lüge, versucht es mit aller Macht, die Lüge aufrechtzuerhalten und nur seine eigene Wahrheit zu glauben.

Ja, es könnte vielleicht frustrierend sein, nicht mehr glauben und sich darauf verlassen zu können, es gäbe außerhalb etwas, das dich erlöst. Das sollte auch nicht geschehen.

Das Glauben ist eine Hilfe wie ein Licht im Dunkel. Unser Glauben macht uns einerseits bequem und wir schlafen ein, wenn etwas nicht so klappt, wie wir wollen. Wir arrangieren uns sozusagen mit der Lüge, verfallen in eine Art Lethargie und trösten uns mit dem Glauben, dass die Zukunft besser wird. Andererseits spielen wir uns auf, wenn wir einmal Erfolg haben und glauben, fast selbst Gott zu sein.

Wir werden sozusagen erregt vor Begeisterung. Entweder-oder, schwarz-weiß, hoch und tief, das kennen wir. Vielleicht macht es dir Angst, deinen Glauben über Bord zu werfen. Aber sorge dich nicht, du brauchst ihn überhaupt nicht aufzugeben. Glaube, was immer du für richtig und wahr hältst, das gibt eine gewisse Art von Schutz. Doch sei einmal ehrlich, wenn du wirklich glaubtest, Gott zu sein, wärest du ein Fall für die Psychiatrie. Das wäre wirklich gefährlich. Es gab schon viele Menschen, die zu wissen glaubten, sie seien Jesus oder Buddha. Und das nahm kein gutes Ende. Wer hoch fliegt, kann tief fallen.

Die Wahrheit ist in Dir, nicht hoch, nicht tief, nicht oben oder unten. Du kannst sie nicht leben, nicht wissen, nur sein. Du brauchst sie anderen nicht zu zeigen, weder durch Worte noch durch Gesten oder andere Handlungen. Wenn du die Wahrheit kennst, sehen die anderen ihre eigenen Lügen in deinen Augen und du bist nur verwundert.

Übung in „Raum schaffen"

Wenn du dich beispielsweise im Kreise drehst in einem Konflikt mit deinem Partner, wenn du meinst, du seiest ein „Verlierer", wenn du einen Konflikt auf der Arbeitsstelle hast oder welches Problem auch immer: Halte inne. Nimm wahr, dass du dich im Kreise drehst. Du bist gefangen in deinem Ich und deinem Mein (meine Vorstellung, meine Gedanken, mein Gefühl usw.). Dann ist da kein Raum für etwas anderes.

Beobachte, wenn du dich öffnest für einen anderen Gedanken, ein Gefühl oder eine Meinung, wie sich dein Ich aufbläht, wie es plötzlich sehr stark und steif wird - oder auch todmüde.

Fühle die körperlichen Reaktionen und lasse sie gehen. Der Kreis wird sich auflösen und du kommst in Kontakt mit „Raum". Das bedeutet keine andere Idee, sondern einfach Raum, ohne Vorstellung. Entspanne dich in diesem Raum und du wirst sehen, dass sich dort, in diesem Raum, deine Sichtweise ändern kann.

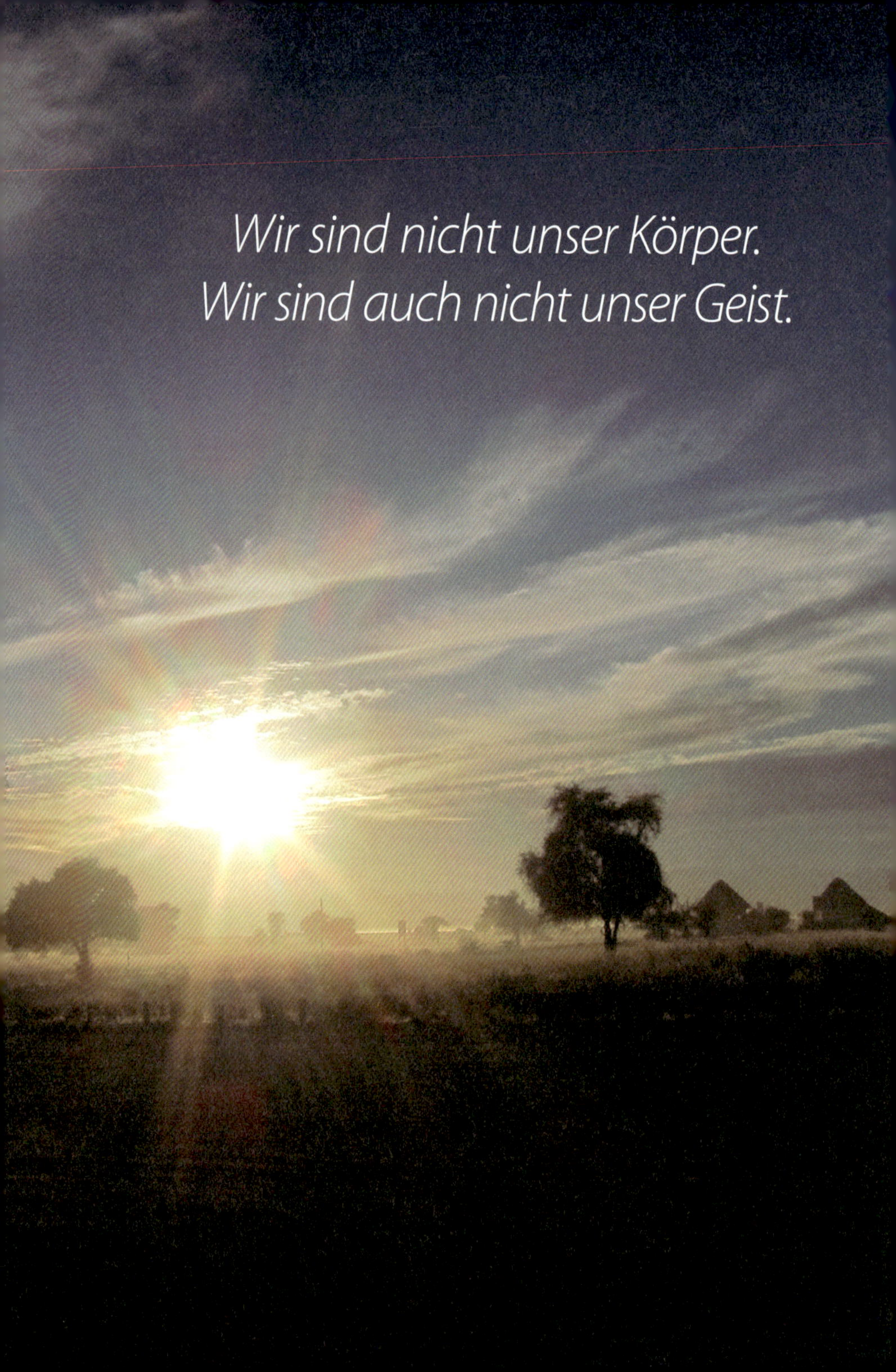
Wir sind nicht unser Körper.
Wir sind auch nicht unser Geist.

Körper und Geist

Die meisten von uns wissen, dass wir einen Körper haben und einen Geist. Zuerst wollen wir einmal sehen, wie es sich damit verhält. Wie stehen sie zueinander?

Der Körper

Unser Körper ist, gemessen in der Zeit, Vergangenheit. Das hört sich zunächst etwas verwirrend an. Wir können daran erfahren, dass Zeit relativ ist. Wir erleben den Körper als sehr gegenwärtig und verharren in der Überzeugung, dass er sich nicht ändert. Unser Körper ist allein schon deswegen Vergangenheit, weil er nicht heute oder jetzt produziert wird. Er ist vielmehr das Resultat des Sexualaktes unserer beiden Eltern, und dieses Ereignis liegt in der Vergangenheit. Im Moment der Zeugung sind wir der Besitzer geworden. Der Körper ist wie ein Instrument, das sich von Sekunde zu Sekunde entwickelt, gesteuert und gestaltet durch Bewusstsein. Er ist das Produkt einer ständigen Wandlung, obwohl wir das meistens nicht direkt bemerken. Diese Wandlung ist ein Prozess, der sich durch unzählige innere und äußere Einflüsse vollzieht: Durch unsere Gedanken, unsere Emotionen, unser Bewusstsein, die Nahrung, die Gedanken und Emotionen von anderen, Umwelteinflüsse, und nicht zu vergessen alles das, was durch unsere Sinnesorgane bewusst oder unbewusst hereinströmt.

Wenn etwas produziert wird, hat es logischerweise auch ein Ende. Das gilt für alles, was produziert wird, es ist alles vergänglich. Der Körper ist das „Fahrzeug", das wir nutzen können, um Erfahrungen zu machen: Erfahrungen von Glück und Leid. Eben weil der Körper vergänglich ist, ist alles was er produziert vergänglich, so wie auch alle unsere Erfahrungen. Wie unser Körper sind also diese Erfahrungen von Glück und Leid ein Produkt unserer Geschichte. Denke an den Moment, in dem ein naher Mensch stirbt. Das kann für den einen ein Glück sein (aus welchem Grund auch immer) und für den anderen Leid. Glück und Leid sind nicht abhängig von der Person, die stirbt, sondern von der Geschichte zwischen dem Verstorbenen und dem Zurückbleibenden. Damit stirbt aber nicht die Geschichte. Sie lebt in uns weiter, solange wir sie nicht abschließen und unseren Frieden damit finden.

Du kennst doch solche Fälle, wenn nicht bei dir selbst, dann vielleicht bei Bekannten und Freunden. Das Erbe eines Verstorbenen kann Anlass sein, seine eigene Tragödie zu erschaffen. Die Erben zerstreiten sich manchmal bis aufs Äußerste. Nach vielen Jahren können Familienmitglieder noch böse sein auf Menschen, die schon längst verstorben sind. Die Ursachen sind oft nicht mehr nachzuvollziehen, aber ihre Folgen können unsere körperliche und geistige Gesundheit sehr stark beeinflussen.

Das bedeutet, wenn wir unseren Körper und die Erfahrungen, die er macht, richtig durchschauen könnten, wüssten wir um unsere Vergangenheit.

Das ***Kennenlernen deiner Geschichte und damit das Jetzt*** ist das, worum es in diesem kleinen Buch geht. Denn alle Erfahrungen die du jetzt machst sind eine Folge deiner Vergangenheit. Das bedeutet, dass Freiheit im Denken und Handeln erst entstehen kann, wenn du frei bist von deiner Vergangenheit.

Bist du schon eingeschlafen? War es schwierig zu folgen? Das glaube ich dir. Kennst du noch die Geschichte vom Sandmännchen, das dir abends Sand in die Augen streut, damit du gut schläfst? Morgens konntest du kaum die Augen öffnen, weil sie vom Sand total verklebt waren. Glaubst du die Geschichte eigentlich immer noch? →

Wenn wir etwas nicht klar sehen, reiben wir uns die Augen. Vielleicht sollten wir das im übertragenen Sinne öfter tun, damit unsere Sicht auf die Wahrheit - und nicht nur die eigene - etwas klarer erscheinen kann. Das ist doch nicht zu viel verlangt. Aber du merkst hoffentlich, wie stark Glaubensüberzeugungen wirken können. Wenn wir jemanden nicht mögen, ist das schwer zu ändern. Andere wiederum lassen sich beispielsweise links und rechts um die Ohren schlagen und sagen danach immer noch: „Er ist aber so nett." Die Geschichte vom Sandmännchen hatte einen Sinn. Deine Eltern haben ja schon daran geglaubt und den Sand auch nicht aus den Augen gerieben. Derjenige, der sich das ausgedacht hat, hatte wohl einen Nutzen davon, meinst du nicht? „Wecke keine schlafenden Hunde, sie könnten ja beißen." Schlafende Menschen sind brav und machen keinen Aufstand. Sie kaufen auch alles, was man ihnen verkaufen will. Du bist aber nicht auf die Erde gekommen, um alles zu glauben. Das wirkliche Ziel ist letztendlich, den Weg zu dir selbst zurückzufinden.

Unser Körper ist aber nicht **nur** ein Produkt der Vergangenheit. Ohne den Geist zu berücksichtigen, ist er reine Materie. „Staub bist du und zu Staub wirst du zurückkehren", kennen wir ja aus der Bibel. In unserer modernen Zeit haben wir viele gute wissenschaftliche Begründungen dafür gefunden, dass es nichts gibt als unseren Körper. Und dass dieser Körper alles hervorbringt: unser Bewusstsein, unsere Gefühle, unser Denken – alles würde nur im Gehirn produziert. Das ist sehr praktisch und materialistisch, und es steht jedem Menschen frei so zu denken. Dann wäre aber auch alles, was durch diesen Körper produziert wird, ein rein materielles Phänomen. Es gibt nicht wirklich viel dagegen einzuwenden. Wir leben in einer freien Wirtschaft, in der der Stärkere gewinnt. Das ist das simple Evolutionsprinzip von Darwin. Unsere Wirtschaft, das Patriarchat, das Matriarchat, alles basiert auf diesem Gedanken.

Wir haben in dieser Entwicklung das Glauben verloren. Das war der Weg fort von der göttlichen Ganzheit, die Flucht aus dem Paradies. Und dies alles hatte einen Sinn, weil wir offensichtlich viele Dinge erst verlieren müssen, bevor wir ihren Wert erkennen. Diesen Prozess nennen wir Involution. Involution heißt, sich in die Materie einzuhüllen. Aber logischerweise bedeutet es ebenso, dass wir nicht die Materie *sind*. Vieles spricht gegen die Überzeugung, dass wir nur Körper, also nur Materie sind, und diese Argumente haben genauso viel Wahrheit wie die Argumente dafür. Jedoch taucht hier das Problem auf, dass die neue Sichtweise das Leben, das wir zu führen gewohnt sind, auf den Kopf stellen würde. Die Wahrheit finden wir, wie so oft, in der Mitte: Wir sind nicht nur Körper, wir sind nicht nur Geist. Wir sind auch nicht eine Kombination aus beidem. Eher wäre "die Mitte" die Beschreibung eines Prozesses, der als Interaktion zwischen Körper und Geist geschieht.

Überlege selbst. Es gibt Tage, an denen du mehr Energie hast als an anderen. Wenn wir nur „Biologie" oder Materie wären und unsere Energie nur abhängig wäre von dem, was „Du" ist, so müssten wir ja jeden Tag gleich viel Energie haben. Das ist aber nicht der Fall. Du weißt, dass du manchmal Bäume ausreißen kannst und es dir an anderen Tagen noch zu viel ist, einen Schritt nach dem anderen zu gehen. Das liegt nicht an deinem Körper. Es hat vielmehr andere Gründe, die im Nichtfassbaren liegen, dem Geist.

Der Geist

Geist ist alles, was wir nicht „greifen“ können. Das macht es schwierig, ihn zu kontrollieren. Wir wollen alle Frieden, Freude und Eierkuchen. Selten gelingt es uns aber, länger als einen Moment einen Zustand von Glück und Freude zu halten. Das bewirkt unser Geist, er spielt einfach verrückt. Statt dass wir den Geist kontrollieren, so wie es eigentlich sein sollte, kontrolliert er uns. Den Geist können wir genauso wenig greifen wie unseren Körper. Obwohl wir keine Schicksalsschläge wie Krankheit oder psychisches Leiden wollen, überfallen sie uns häufig, wenn wir es überhaupt nicht erwarten. Geist und Körper machen gemeinsam einfach das, was sie wollen, trotz all unserer Bemühungen, sie unter unsere Kontrolle zu bringen.

Hast du gemerkt, dass wir ständig von unserem Geist und unserem Körper reden? Mein Bauch tut weh, mein Rücken ist verdreht, meine Haare werden grau, meine Gedanken kommen nicht zur Ruhe, meine Gefühle machen mir zu schaffen. Das bedeutet, wir gehen davon aus, dass es noch etwas geben könnte außer diesem Körper und unserem Geist (der unsere Gefühle, Gedanken usw. ist). Dieses „Unser“, den Besitzer von Körper und Geist, versuchen wir zu finden. Aber wo?

Die Geschichte der Menschheit ist geprägt von dem Wunsch, das wirkliche Glück zu finden. Dieser Wunsch ist auch völlig OK. Der Erfolg, der diesem Wunsch zugrunde lag, hat sich jedoch nicht eingestellt. Wie kann es sein, dass wir alle denselben Wunsch haben und er sich trotzdem nicht erfüllt? Das ist doch eigenartig. Und genau darin liegt der Grund. Jeder von uns hat seine Eigenarten – und sie prallen gelegentlich einfach zusammen. Wir können keinen Frieden und kein Glück schaffen in der Eigenart eines anderen Menschen, sondern nur, indem wir unsere eigene Art erkennen und akzeptieren.

Dafür haben wir den Geist. Er kann denken, sich erinnern und aus seiner Unvollkommenheit lernen. Auf diese Weise kann unser Geist sich selbst neu programmieren.

Es fällt aber nicht immer leicht, sich hierfür zu entscheiden. Dies liegt u. a. auch daran, dass unser Körper als Echo der Vergangenheit und entsprechend unseren Programmierungen zeitversetzt reagiert (Herzklopfen, Kloß im Hals, Druck im Bauch usw.). Die körperlich oft unangenehmen Symptome beschränken dann möglicherweise die Freiheit, sich anders zu entscheiden. So sind wir im Kreislauf oder Strudel sich gegenseitig triggernder Reaktionsketten zwischen Körper und Geist gefangen. Sobald der "Sturm" abflaut, sind wir in der Lage, zu beobachten und zu reflektieren, woher er kam.

Entscheidungen treffen und Wünsche entwickeln

Alles, was wir in unserem Leben wollen, entspringt einem Gedanken oder einem Gefühl. Jeder Gedanke oder jedes Gefühl kommt wieder hervor aus einem Wunsch. Je stärker der Wunsch, je stärker (d. h. klarer oder bewusster) der Gedanke oder das Gefühl, umso stärker äußert sich der Wille, die Entscheidung herbeizuführen.

Übung, Wünsche zu entwickeln und glücklich zu werden

- *Denke nach oder erfühle folgende Fragen:*
- *Was ist Glück für dich?*
- *Ist Glück nur Nicht-Leiden?* →

- *Wo finde ich das Glück; kommt es von außen oder von innen oder beidem?*
- *Ist mein Glück abhängig von anderen?*
- *Ist der andere in seinem Glück abhängig von mir?*
- *Kann ich glücklich sein, wenn ich es will?*
- *Ist es vielleicht besser, zu wünschen, statt zu wollen? Und ist es dann besser, das Glück auch anderen zu wünschen statt nur mir selbst?*
- *Stelle dir all diese Fragen und noch viele mehr und lasse sie wirken in deinem Alltag. Mache sie zu deiner täglichen Arbeit. Es wird sich lohnen.*

Alle unsere Entscheidungen entstammen dieser Basis. Wenn wir etwas wollen, ist das Ziel, dass die anderen oder wir selbst glücklich werden. Natürlich gehen wir davon aus, dass *normale* Menschen keine wirklich bösen Absichten haben. Meistens tragen unsere Entscheidungen in Bezug auf dieses Wollen einen starken Stempel, der vom Ich geprägt ist. Den Abdruck dieses Stempels sehen wir auf allem, was „Mein" ist. Wir tun das nicht bewusst, sondern die in unserem Geist installierten Programme laufen ab. Es sind unsere frühkindlichen Prägungen, die zwar sichtbar werden durch unser Gehirn, aber nicht das Gehirn *sind*. Da ist unsere Individualität, da wollen wir unserem Lebensinhalt Gestalt geben. Soweit ist das auch völlig OK. Das Problem ist, dass jeder dem anderen seinen Stempel aufdrücken will. Dies führt zu Konflikten, mit denen wir erst einmal zu leben lernen müssen. In diesen Konflikten entfaltet sich das tägliche Leben. Wir erfahren alle Konflikte in unserem Geist (im Denken, Fühlen, in unserem Bewusstsein oder in unserer Persönlichkeit) oder in unserem Körper (Krankheitssymptome).

Wird das alles von unserem Gehirn produziert und kontrolliert und können wir eine Möglichkeit finden, das Gehirn neu zu programmieren?

Was hat dich eigentlich dazu gebracht, ein Buch wie dieses zu lesen? Es kann doch nur daran gelegen haben, dass du auf der Suche bist nach etwas wirklich Neuem. Vielleicht nach jemandem, der mit dir spricht? Wenn du mit jemandem sprechen willst, brauchst du doch auch einen, der zuhört. Einen, der wirklich wissen will, was du sagst. Einen, der ganz interessiert ist. Wenn du so jemanden suchst, wäre doch eine wichtige Voraussetzung, dich selbst kennenzulernen. Du kannst doch nicht von jemand anderem erwarten, dass er dir zuhört, wenn du nicht weißt, was du sagen willst. Wir gehen tatsächlich davon aus, dass andere uns das geben, was wir uns selbst nicht geben können: Liebe, Aufmerksamkeit, Geduld, Zärtlichkeit usw. Immer wieder werden wir enttäuscht, weil wir die Erfüllung unserer Erwartungen nie erlangen. Letztendlich wiederholt sich diese Geschichte - von Generation zu Generation und von Leben zu Leben. Das Ende ist aber in Sichtweite. Habe keine Erwartungen, denn sonst wirst du lange warten müssen, es wird dich keiner retten. Das Leben fängt an bei dir selbst.

Übung in Entscheiden

- *Zuerst ist es wichtig zu wissen, dass jede Entscheidung eine Tür sein kann zu einer Veränderung. Jede Veränderung kostet Zeit.*
- *Nimm dir Zeit.*
- *Zu entscheiden heißt, dass mindestens zwei Personen beteiligt sind. Mache dir bewusst, dass nicht nur deine Meinung zählt.*
- *Höre auf das, was andere zu sagen haben.* →

- *Eine Entscheidung zu treffen bedeutet, dass du eine Anzahl an Faktoren berücksichtigen solltest. Sie werden der Entscheidung ihre Kraft geben.*
- *Was du dir wünschst,*
- *was du fühlst,*
- *was du willst,*
- *was das Beste wäre für alle Beteiligten,*
- *deine Intuition (das, was du eigentlich schon weißt)*
- *und schließlich die Instrumente, mit denen du deine Entscheidungen verwirklichen kannst,*
- *oder das was du kannst.*

Wir sollten daran denken, es geht nicht darum, das „Stempeln zu üben", sondern um das Gleichgewicht aller oben genannten Faktoren. Das ist ein Prozess. Mute dir keine Dinge zu, die du nicht tragen kannst. Es gibt keine hundertprozentig richtige Entscheidung. Es gibt immer nur die für dich Bestmögliche. Jede Entscheidung hat wiederum Folgen, die zu dir zurückkommen und dich weiter bringen in deiner Entwicklung zu besseren Entscheidungen. Du kannst nicht alles wissen. Deine Intuition kann dich trügen, dann war es nicht deine Intuition, sondern vielleicht deine Angst oder dein zu starkes Wollen. All diese Prozesse führen dich näher zu dir selbst, weil du zu trennen lernst in das, was richtig ist (was zu Glück führt) und was nicht (was zu Leid führt).

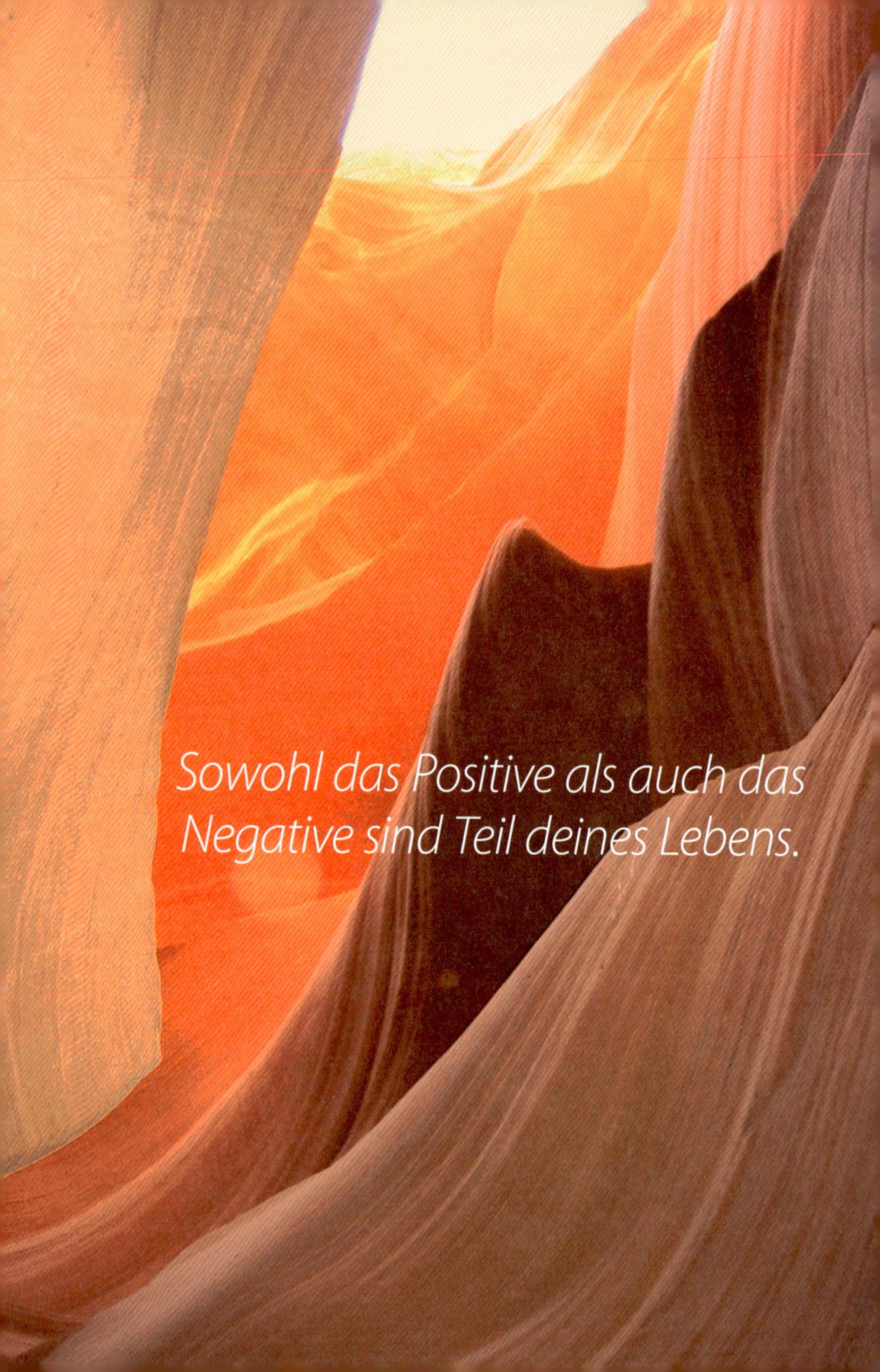
Sowohl das Positive als auch das Negative sind Teil deines Lebens.

Positiv und negativ

Im Allgemeinen denken wir in gegensätzlichen Kategorien von positiv oder negativ, hier und dort, oben oder unten, schwarz oder weiß, Mann oder Frau, alt oder jung, neu oder alt, Ost oder West, gut oder böse usw. Es könnten ganze Bücher geschrieben werden über Gegensätze. Alles können wir von mindestens zwei Seiten her betrachten. Das ist die Natur der Dinge. So ist das Leben und zu dieser Sichtweise sind wir erzogen. Diese zwei Seiten haben auch wieder eine gute und eine schlechte Seite, wie könnte es auch anders sein. Das Gute daran ist, wir müssen jeweils überlegen, welche Seite wir betrachten. Das hält uns in Bewegung, denn wir sind immer für etwas oder eben dagegen. Das fördert unsere Denkprozesse, wir bleiben bei der Sache. Wenn wir ganz gut drauf sind, können wir unsere eigene Meinung ein bisschen zurückfahren und die Sache etwas neutraler angehen. So bleiben wir in Bewegung, das hält unseren Geist fit.

Ungünstig daran ist, dass wir evtl. nie Ruhe und Frieden haben werden. Der Geist ist dann immer aktiv und kann weder Stille noch Frieden finden, die eigentlich seiner wahren Natur entsprechen. Diesem Frieden wollen wir auf die Spur kommen mit unserem Dialog.

Versuche einmal still zu sein. Nein, nicht „nicht-denken", das wäre ein bewaffneter Frieden. Wir denken immer in Gut und Schlecht. Aus diesen guten und schlechten Gedanken entstehen gute und schlechte Gefühle. Auch sie sind Produkte der Vergangenheit. So kommen wir vielleicht auch zu einem Ergebnis in unserem Wollen, etwas zu entscheiden. Aber dieses Ergebnis entsteht dann auch wieder auf die eigene, schon bekannte Weise und kommt nicht aus der Stille eines friedvollen Geistes, der nicht bewertet. →

Du sollst auch nicht versinken in einem Nichts, z. B. nicht einschlafen. Versuche einfach, die Stille in deinem Geist zu hören. Das ist ziemlich schwierig. Das Geplapper in deinem Geist erscheint endlos. Wenn du es anhörst ohne zu reagieren, trainierst du deinen Geist. Er will eigentlich gar nicht still sein. Er will immer die erste Geige spielen – und auch das noch mit unerwünschten Tönen. Wir haben seit jeher Gegensätzliches in unserem Geist trainiert. Er ist daher sehr stark geworden, nutzt aber seine Kraft völlig verkehrt. Der Geist, der „Ich" denkt, ist in diesem Spannungsfeld von Gegensätzlichkeiten wie ein ungeführtes Projektil, das sich selbst und andere verletzt. Das sind die leidvollen Früchte, die wir in unserem Leben ernten. Unser Körper folgt dem Geist, das weißt du doch. Wie oft wirst du böse oder machst in „stiller" Wut eine Faust in der Tasche? Danach hast du Bauchweh oder Kopfschmerzen. Langfristige Folgen sind wirklich ernsthafte Krankheiten.

Fändest du es nicht schön, wenn du der Meister werden könntest über die Gewohnheiten, die dich noch beherrschen? Dann wärest du dein eigener Meister. Das ist doch ein toller Gedanke. Du würdest den Geist üben in „Nicht-Ich", was übrigens nicht dasselbe ist wie „Du". Das „Nicht-Ich" ist das Mittel, das die Kraft der Liebe in gute Bahnen führt. Wirkliche Liebe ist selbstlos. Da sagt keiner: „Ich liebe", da brauchen wir nichts mehr von jemand anderem. Und viele Krankheiten würden erst gar nicht entstehen können.

Sowohl das Positive als auch das Negative sind Teil deines Wesens. Das „Positiv-Sein-***Wollen***" wird uns weiter abspalten und den Geist stärken in seinem Ich-Gefühl. „Ich bin gut" bedeutet, uns zu vergleichen mit jemand anderem, der in unseren Augen nicht gut ist. Das hält die Trennung in unserem Geist aufrecht.

Wir werden immer zwei Seiten haben, solange wir Menschen sind. Unser Ziel ist es, das in uns zu finden, was in der Lage ist, die beiden

Seiten zu erkennen, zu unterscheiden und wieder in Frieden zusammenzufügen.

Übung in Hell und Dunkel.

- *Stelle dir vor, es wäre ganz dunkel um dich herum.*
- *Kannst du die Dunkelheit sehen als deine Nicht-Erkenntnis?*
- *Nimm dir eine Taschenlampe und schalte sie ein. Du bist nun in der Lage, einen Teil deiner Umgebung wahrzunehmen, aber nur das, was in dem gebündelten Lichtstrahl erscheint. Was du sehen kannst, wird „gefangen" in dem Licht. Es wird nur sichtbar, weil du es anleuchtest. Es war zwar vorher auch schon da, trat aber in der Dunkelheit nicht in Erscheinung.*

  Wir haben also vier Gegebenheiten:
- *denjenigen, der mit der Taschenlampe scheint,*
- *das Licht der Taschenlampe,*
- *das Objekt, das angestrahlt wird,*
- *die Dunkelheit, in der alles ist, was wir nicht sehen.*
- *Derjenige der mit der Taschenlampe scheint, bist du, der nur das sieht, was er anstrahlt.*
- *Das Objekt, das du anstrahlst, ist das Objekt deines Geistes oder die Welt, die du wahrnimmst.*
- *Das Licht der Lampe ist das Licht, das dir aufgehen könnte, wenn du es nur als Licht sehen würdest. Wenn es keine Lampe mehr gäbe, nur das Licht. Es würde alles rundum anstrahlen, was eine ganz andere Perspektive brächte.*
- *Das Licht ist das, was wir in uns entdecken sollen.*
- *Anhand dieser Analogie von Licht und Dunkel können wir üben, unsere Sichtweise zu ändern.*

Wir haben Stärken und Schwächen

Alle Menschen haben Stärken und Schwächen. Manche Menschen stottern, können aber gut singen. Es gibt Menschen, die hübsch aussehen aber sehr unsympathisch wirken. Manche sind dumm aber sehr liebenswürdig. Es gibt zahllose Kombinationen. Jeder Mensch ist in seiner Eigenart einmalig. Es gibt keine zwei Menschen, die sich völlig gleich sind, nicht einmal eineiige Zwillinge. Diese Einmaligkeit macht unser Leben manchmal sehr schön, aber es gibt auch Zeiten, in denen wir sie verfluchen.

Kannst du dir die Momente vorstellen, in denen du mit deinem Partner oder jemandem, der dir ganz nah ist, in ein schönes Gespräch verwickelt bist? So haben meine Frau und ich die Angewohnheit, am Wochenende lange zu frühstücken. Meistens geht das gut, aber manchmal mündet es in einer erhitzten Atmosphäre, ohne dass wir beide eigentlich wissen warum. In uns baut sich unbemerkt etwas auf, das Gefühl von Einssein schlägt plötzlich um in Nichteinssein. Da ist zuerst das wahre Selbst, das redet, das denkt, das einfach ist. Und dann kommt das, was uns teilt und unterscheidet, wie aus dem Nichts an die Oberfläche. Als ob es auf den richtigen Moment gewartet hätte, um uns zu zeigen, was wir hier auf der Erde zu tun haben, nämlich unsere Stärken und Schwächen zu "ent-decken".

Wenn wir diese Einmaligkeit, in der wir uns ähnlich sind, etwas näher betrachten, sehen wir nur die äußere Erscheinung. Die Einmaligkeit kommt aber zustande durch eine Anzahl von Wesensmerkmalen, die alle in jedem Menschen in unterschiedlichem Maße zu finden sind. So wie wir nur eine Anzahl von Basisfarben haben, mit denen wir unendlich viele Kombinationen herstellen können, ist unsere Einmaligkeit gestaltet. Also so unterschiedlich sind wir im Inneren gar nicht.

Wir haben positive Eigenschaften wie Geduld, Aufmerksamkeit, Liebe, Zuneigung, Fürsorglichkeit, Weisheit, Intelligenz und noch viele mehr. Alle von uns, wirklich ausnahmslos alle, haben diese guten, wünschenswerten Qualitäten in uns. Bei dem einen sind manche stark ausgeprägt und andere weniger. Aber vorhanden sind sie alle, manchmal gut versteckt, aber sie sind da, bei jedem.

Natürlich haben wir auch negative Eigenschaften: Wut, Eifersucht, Ungeduld, Stolz, Ärger usw. Auch diese haben wir alle in uns. Sie sind nicht immer da, sie kommen und gehen - manchmal bewusst und manchmal unbewusst. Sie können sehr weh tun, wenn sie uns richtig in Besitz nehmen. Aber sie sind kein Teil unserer *wahren* Natur. Sie sind wie eine Verunreinigung in klarem Wasser. **Wir können sie bereinigen, herausfiltern und entfernen; das Wasser können wir klären, nicht die Verunreinigungen selbst. Es sind genau die Wesensmerkmale, die uns trennen und die unsere eigenen Stimmungswechsel verursachen**.

Sowohl die positiven als auch die negativen Eigenschaften haben ihren Wert. Sie sind nicht absolut gut oder absolut schlecht. Sie sind einfach Teil unserer Existenz, sie gehören zu unserem **endlichen** Leben. Erst wenn wir sie ignorieren, fangen sie an, unser Leben zu bestimmen. An sich stellen die positiven und negativen Eigenschaften kein Problem dar, sie werden es erst dann, wenn wir nicht lernen, sie zu erkennen. Die erste Voraussetzung dafür ist, dass wir zu **unterscheiden** lernen, **was gut und schlecht** ist. Ohne diese Unterscheidung wird unser Leben etwas komplizierter. Wenn wir sie aber unterscheiden können, lernen wir, die negativen Eigenschaften positiv zu nutzen.

Freund oder Feind?

Die Erkenntnis kann eine harte Nuss sein. Schaue dich einmal in deiner Umgebung um, ernsthaft, aber mit einem Lächeln. Gönnst du deinen Nachbarn wirklich einen schöneren Mann oder eine schönere Frau, ein größeres Haus oder ein größeres Auto? Denkst du nicht manchmal, wie viel hat mein Chef wohl auf seinem Konto? Oder fragst du dich, wie viele Male dein Freund schon in Wintersport war? Sei ehrlich und mache keine Schau, was wir alle mehr oder weniger tun. Es kommt noch schlimmer. Was ist, wenn jemand, den du überhaupt nicht magst und mit dem du einen großen Streit hattest, plötzlich krank wird? Sagst du dann auch „eigene Schuld"? Es ist tatsächlich so, aus Freunden können Feinde werden - und umgekehrt. Hier fehlt uns einfach die Liebe, wir sind noch nicht wirklich der Dunkelheit entkommen. Aber tröste dich, es gibt dafür einen Grund, wir können das alles positiv nutzen.

Negativ kann positiv werden

Im Allgemeinen ist es so, dass wir nicht leiden wollen. Wir wollen keinen Ärger, kein Problem, keinen Streit, keine Krankheit. Wir wollen keinen Regen im Urlaub haben, kein schmutziges Wasser aus der Leitung, kein schlechtes, ungesundes Essen, keine Umweltgifte in unserem täglichen Brot. Es gibt sehr vieles, was wir nicht wollen. Dennoch ist unsere Welt voll davon. Alle Menschen wollen Glück erleben – und Leiden vermeiden. Trotz dieses Vorhabens ist das der gesamten Menschheit bis jetzt noch nicht gelungen. Und es wird mit unseren herkömmlichen Methoden auch nicht funktionieren.

Schauen wir ein einfaches Beispiel an: ***„Ich will geduldig sein."***

„Geduld ist eine Tugend“, so lautet ein Spruch, den wir alle kennen. Was Geduld *ist*, ist ein anderes Thema. Wir haben vielleicht alle etwas Geduld. Aber es ist etwas anderes als *geduldig zu sein*. „Ich habe Geld“, ist auch etwas anderes als reich zu sein. Ein Mensch mit wenig Geld kann ganz reich sein. Ungeduld kennen wir viel besser. In Ungeduld sind wir nicht zufrieden mit einer Situation, können sie aber angeblich nicht ändern.

Wir sind auch nicht wirklich glücklich. Wir erleben zwar Momente von Glück, ja, aber sie sind so schnell vorbei, dass wir ihnen ständig nachlaufen. Deswegen ist Geduld eine der ersten Eigenschaften, die wir uns aneignen sollten, wenn wir die Realität unseres Lebens genauer ansehen wollen. Unser eigenes kostbares Leben zu ändern, ist ein Prozess, der Zeit kostet. Es ist nicht so, dass wir das Leid aushalten müssten. Wir haben die Möglichkeit, es positiv zu nutzen. Dies ist keine Frage des Wollens oder Nicht-Wollens. „Ich will geduldig sein“, kann nicht zum gewünschten Erfolg führen, weil das „Ich“ immer Erster sein will. Wenn es schon andere vorlässt, handelt es sich meistens um Unterdrückung; wir drücken dann unser eigenes „Erster-sein-Wollen“ einfach weg. Das ist Gewalt. Gewalt führt zu immer mehr Gewalt, das ist eine Sackgasse.

Geduld erlangen wir nur über die Erkenntnis von Ungeduld. Den Weg zur Geduld gehen wir, wenn wir genau in *dem* Moment, in dem wir ungeduldig sind, unsere eigenen Gefühle (auch körperlich), Emotionen und Gedanken wahrnehmen. Das können wir üben. Das Messer schneidet so von zwei Seiten. Wir werden uns direkt besser fühlen in Situationen, die uns nicht in den Kram passen – und die anderen werden nach einer Weile anfangen, uns zu mögen. Auf diese Weise machen wir aus negativen Umständen positive.

Übung in Geduld

Nimm irgendeine für dich unangenehme Alltagssituation. Fange nicht mit dem schwierigsten Thema an, sondern wähle etwas Leichteres aus, um daran die Grenze deiner Geduld zu erfahren. Beispielsweise kannst du in einer Verkehrssituation jemanden vorfahren lassen. Oder jemandem beim Bäcker den Vortritt lassen, obwohl du es eilig hast und er nach dir gekommen ist. Versuche in dieser Situation, langsam zu atmen. Beobachte deine Gefühle. Merke die Spannung in deinen Gliedern. Beobachte, wie du sprichst. Sei dir deiner Gedanken bewusst. Greife aber nicht ein, sondern lasse alles geschehen. Nimm nur wahr.

Nach Beendigung dieser Situation kannst du reflektieren: War meine Reaktion echt, war ich echt? Am Anfang wirst du dir vielleicht etwas komisch vorkommen, aber das ist nur ein Zeichen dafür, dass du tatsächlich keine Geduld kennst. FREUE DICH über deine Einsicht. Wenn du eine solche Übung täglich machst, wird sie dich dem Glück näher bringen. Aber das erfordert Zeit und Disziplin.

Hier ist es an der Zeit für eine kurze Zusammenfassung:

- *Glücklich zu werden ist nicht einfach.*
- *Unser Leben ist nicht wirklich das, was wir uns erträumt haben.*
- *Häufig „lügen" wir uns selbst etwas vor und halten das dann auch noch für die Wahrheit.*
- *Wir brauchen andere Menschen, Freunde, die uns unterstützen und uns helfen, wenn das erforderlich ist.*
- *Wir brauchen aber auch „Feinde", die uns helfen, unser eigenes Negatives in Positives umzuwandeln. Sie sind also nicht wirklich unsere Feinde.*
- *Veränderungen gehen langsam vonstatten. Geduld ist uns nicht bekannt, aber wir können sie über die Ungeduld kennenlernen. Das kostet Zeit und mag schwierig sein.*
- *Jeder Tag ist kostbar und gibt uns eine neue Chance, das Ich kennenzulernen. Es lohnt sich, denn das wirkliche Glück finden wir nur in uns selbst.*

Warum es gut ist, dein Leben sinnvoll zu gestalten.

Wollen wir Meister unseres eigenen Lebens und unseres eigenen Glückes werden, wäre es gut zu wissen, woher wir uns die Kraft dazu holen können. Vor allem wenn es schwierig wird, neigen wir dazu aufzugeben; auch das ist menschlich. Wir sollten aber bedenken, dass wir eine lange Reise vor uns haben. Das Glück steht nicht vor der Tür, wir müssen es aus unserer eigenen Tiefe selbst hervorbringen. Stelle dir deinen Körper und deinen Geist als Universum vor – und dich selbst als Kosmonaut auf Entdeckungsreise.

Um ein Gefühl für diese Reise zu bekommen, stelle dir vor, du könntest dich ganz groß machen. Dein Geist kann in das unendliche Universum vordringen. Versuche, dir im Geiste vorzustellen, wie du einem Astronauten gleich am Mond vorbeifliegst, dann an den anderen Planeten, aus unserem Sonnensystem hinaus, aus der Milchstraße hinaus. Weiter und weiter. Wo ist die Grenze? Was passiert, wenn du an eine Grenze kommst, ist da eine Wand? Was passiert, wenn du dich noch weiter ausdehnst? Es geht immer weiter, wir schaffen ständig mehr Raum. Er ist unendlich, ohne wirkliche Grenzen.

Was ist das für ein Gefühl? Was macht das mit dir? Weißt du eigentlich, dass du jetzt in die Vergangenheit reist? Du bist auf dem Weg zum vermeintlichen Anfang, dem Urknall. Was immer das auch sein mag, es muss eine unheimliche Kraft gewesen sein. Aus dieser Kraft stammen wir alle - und die Kraft ist auch immer in uns vorhanden.

Genauso können wir nach innen reisen, auch hier ist der Raum unendlich. Unser Geist hat mehr Raum als das ganze Universum. Alles ist möglich. Um die Möglichkeiten zu erforschen, sollten wir aber sehr stabil und gefestigt sein, denn die Energie, die dabei freigesetzt wird, gleicht dem Urknall. Diese erforderliche Stabilität beginnt mit der **Motivation, mit der wir etwas beginnen**, vergleichbar einem Bogenschützen, der das Ziel zuerst fokussiert. Je stabiler und zielgerichteter diese allererste Aktion ist, umso sicherer wird das Ziel getroffen.

Je tiefer wir nach innen gehen und je genauer wir unsere Vergangenheit kennen, umso besser wird unsere Zukunft. Wir können uns beispielsweise jeden Tag vornehmen, eine negative Gewohnheit zu ändern. Ob uns die Durchführung gelingt, ist abhängig von der Kraft der Motivation, mit der wir diese Gewohnheit erforschen, um sie dann loszulassen. Der erste Schritt auf unserer Reise könnte beispielsweise sein, ein glückliches Leben erreichen zu wollen. Wir tun das jeden Tag neu, bis es in unserem Geist eingeschliffen ist und zu einer Gewohnheit wird, die wir nicht mehr einzuüben brauchen. Auf diese Weise beginnen wir, jeden einzelnen Tag sinnvoll zu gestalten. „Dieser Tag“ wird sich nach und nach ausdehnen zu „dieser Woche“, „diesem Monat“, „diesem Jahr“, „diesem Leben“ und zu den „nächsten Leben“.

Stress und Leiden, was ist das?

Leiden ist ein schweres, negativ beladenes Wort. In dieser Zeit reden wir vielleicht besser von Stress. Aber letztendlich ist Stress Leiden. Dauerstress führt zu Leiden, zu körperlichen und seelischen Problemen. Woher kommt unser alltäglicher Stress? Er ist eine Reaktion auf einen äußerlichen Reiz oder Zustand. Diese Reaktion kann mental, emotional oder körperlich sein. **Re-Aktion** meint eine Aktion, die als Antwort auf eine andere Aktion folgt. Unser Alltag ist ein ständiges **RE-AGIEREN** auf vorherige Aktionen – seien es deine eigenen oder die der anderen. Dieses Reagieren erzeugt Spannung, und manchmal denken wir, dass wir diese Spannung als „Alltags-Kick“ bräuchten.

Eigentlich sind wir süchtig nach Stress, ohne uns dessen bewusst zu sein. Von morgens bis abends werden wir auf Trab gehalten, als wären wir darauf programmiert.

Überlege eine Weile für dich, was du alles "musst": Zeitung lesen, Kaffee trinken, duschen, Make-up auftragen, schreiende Kinder versorgen, zur Arbeit fahren, Geld verdienen, dein Haus muss bezahlt werden, dein Mann will Sex, du willst schlafen, deine Frau will reden, der Wecker klingelt, du musst aufstehen, deine Familie besuchen, Hausputz machen, Kontoauszüge abheften, Garten pflegen usw. usw. Es ist wie eine unendliche Wiederholung von Momenten, die alle unsere Zeit gestalten. Versuche aber einmal, die Zeit festzuhalten. Diesen Moment kannst du nicht greifen. Wenn du es versuchst, ist er schon vergangen. Die Zeit, die wir in unserem Alltag erleben, ist also nur eine Wiedergabe von Momenten. Wir laufen uns selbst den ganzen Tag nach von der einen in die andere Situation. Wenn wir alles geschafft haben, sind wir erschöpft und verlangen nach Schlaf, finden ihn dann aber häufig nicht. Es scheint so, als suchten wir ständig etwas, wüssten aber nicht WAS. Die interessante Frage ist aber:

Was ist zwischen den Momenten?

Gingen wir unseren Alltag etwas bewusster an, würden wir entdecken, dass auf jeden Moment eine Pause folgt. Zwischen zwei Momenten gibt es keine Zeit, sondern nur Stille. Wenigstens sollte das so sein. Wir sind aber so schnell in unseren Alltag verwickelt, dass wir diese Momente nicht mehr erfahren, und wenn doch, füllen wir sie mit unnötigen Dingen, die wir gar nicht brauchen. Wir haben keine Zeit, um das zu finden, was zeit*los* ist.

Wahrscheinlich kennen wir alle solche Momente, in denen wir keine Zeit wahrnehmen, in denen wir total glücklich sind. Meist wird jedoch dieses Glück von außen verursacht: durch einen schönen Sonnenuntergang, eine beruhigende Musik, eine liebevolle Umarmung und wahrscheinlich noch durch viele andere schöne Ereignisse, in denen wir uns fühlen wie auf einer subtropischen Insel, umringt von allem, was uns lieb ist. Diese Momente brauchen wir, um unseren Alltag zu bewältigen. Wir nennen das Urlaub. Im Urlaub laden wir uns auf mit guter Energie. Wir beschäftigen uns nur mit dem, was uns Spaß macht und wobei wir uns gut fühlen. Aber jeder Urlaub hat einmal ein Ende, und nach einigen Tagen wirft uns der Alltagsstress wieder um. Leider können wir nicht immer Urlaub machen, und wenn der Alltag wieder an uns zerrt mit seinen Anforderungen, ist die gute Energie des Urlaubs schnell wieder verbraucht. Selbst wenn wir immer Urlaub machen könnten, hätten wir wahrscheinlich auch Stress. Das Geld würde nicht reichen, jeden Tag Shoppen wird langweilig, Wandern ist schön, aber die Gelenke wollen mal eine Pause. Auch der Urlaub wird nach und nach zum Alltag. Also gibt es keinen „Stress und Leiden", sondern „Stress wird zu Leid". Jedes Glück schlägt um in Leid, sobald es zu lange anhält, das ist unsere menschliche Natur.

Wir finden tatsächlich nie Ruhe. Wir wollen immer etwas anderes als das, was es im Moment gibt. Immer vorwärts eilend, von Wochenende zu Wochenende, von Urlaub zu Urlaub, von Picknickplatz zu Picknickplatz. Das ist unser größter Stress. Wenn wir das akzeptieren könnten, hätten wir es schon etwas einfacher. Kommen wir zur nackten Wahrheit: Den Stress machen wir uns selbst, also können wir uns auch nur selbst davon befreien.

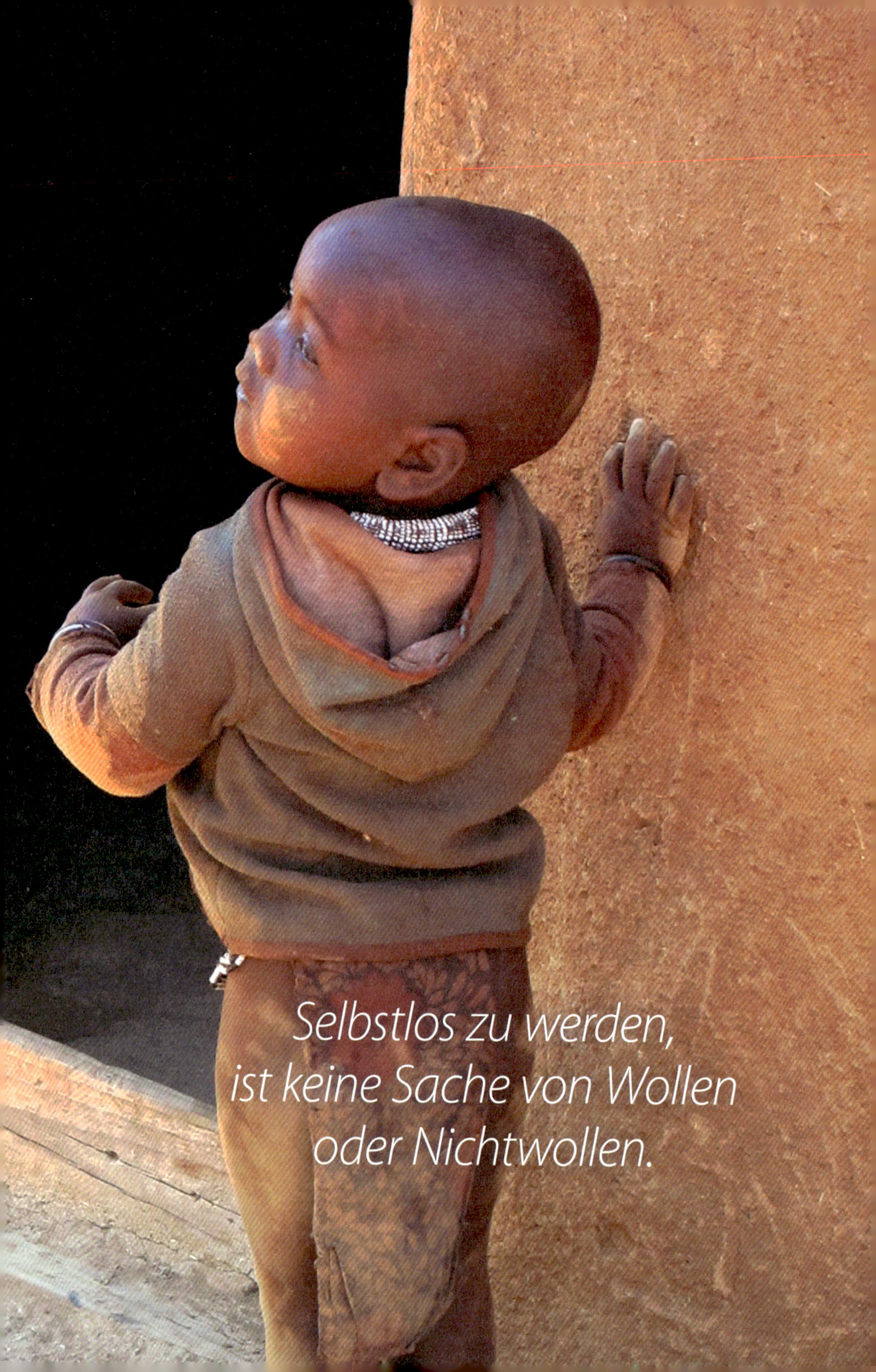

Selbstlos zu werden,
ist keine Sache von Wollen
oder Nichtwollen.

Den wirklichen Feind finden

Wir brauchen Zeit, um den Verursacher unseres Stresses zu finden. Das ist eine große Herausforderung und schwierig, weil uns bei der Suche kaum jemand helfen kann. Unsere Reaktionen auf äußerliche Bedrohungen (ein böser Nachbar, ein schwieriger Chef, zu wenig Sex oder zu viel, was auch immer, wir können Stress aus allem machen) sind unsere eigenen, dafür können wir niemanden verantwortlich machen. Wenn wir wütend sind oder uns aufregen, keine Geduld haben, eifersüchtig oder verletzt sind, kann das niemand ändern. Das kann nur jeder für sich, und wir bekommen für diese schwere Arbeit nicht einmal Komplimente, weil niemand anders sie sieht. Es ist **selbstlose** Arbeit. Alles, was uns zu dieser Selbstlosigkeit führt, macht uns letztendlich glücklich. Wie das Wort „selbstlos" schon sagt, ist da kein Ich; der Verursacher ist verschwunden. Das Selbst, so wie wir es uns vorstellen, gibt es überhaupt nicht, das ist nur eine psychologische Idee. Diese Idee hat uns bis jetzt scheinbar sehr geholfen, aber wirklich nur scheinbar.

Achtung, es gibt da eine tückische Fallgrube. Selbstlos zu werden, ist keine Sache von Wollen oder Nichtwollen, wie es bei der Geduld der Fall ist. Lasse einfach mal einen Tag lang radikal dein „Ich" und alle deine Wünsche los. Schiebe alles zur Seite, was du willst, zu hundert Prozent. Du wirst sehen, dass das überhaupt nicht möglich ist. Die Idee vom „Ich" haben wir uns ganz gut antrainiert. Alle Zellen unseres Körpers speichern das Ich, Ich, Ich, Ich und nochmals Ich. Dieses Ich zu akzeptieren mit all dem Leid, das dazugehört, ist der Anfang. Bevor wir Abschied nehmen können von unseren Leid verursachenden Teilen, müssen wir sie erst kennen.

Um das Ich kennenzulernen, gibt es eine Übung in Gewahrsein.

Stelle dir vor, du hast Streit mit jemandem. Er kann dich verletzen mit Schlägen oder mit Worten. Meistens konzentrieren wir uns auf die Faust, die zuschlagen will, oder auf die Worte, die gesagt werden. Wir wollen vermeiden, dass wir verletzt werden und reagieren auf den Schlag oder auf das Wort.
Das hat zwei Folgen: Wenn wir zu sehr auf die Faust oder das verletzende Wort achten, kann uns die andere Faust oder eine verbale Äußerung unterhalb der Gürtellinie treffen. Den Schmerz bemerken wir manchmal gar nicht oder häufig erst viel später. Außerdem sind wir selbst zu angespannt, um innere Vorgänge wahrzunehmen.
Unsere Gefühle oder Gedanken sind uns gar nicht bewusst und wir sind nicht in der Lage, gelassen zu agieren. Übe einfach in Konfliktsituationen das Gewahrsein. Nimm Abstand, bleibe bei dir selbst, versuche nicht, den anderen zu kontrollieren. Sei einfach nur gewahr und nimm wahr, wie sich in deinem Geist ein Raum öffnet. Wenn das nicht klappt und du trotzdem deine Geduld verlierst, kannst du folgende Übung machen: Nimm einen Ballon (schon die Vorstellung reicht), blase ihn auf und gib all deinen Zorn und deine Wut oder was auch immer an Negativität da ist, hinein, bis er platzt. Letztendlich löst sich alles in Luft auf.

Verstörende Emotionen

Die tieferen Ursachen unserer Leiden stammen aus unserem „Nicht-in-der-Mitte-sein“. Wenn wir ehrlich und tief in uns selbst nachforschen, wo unser Leid und unser Stress herkommen, stellen wir fest, wir sind nicht mit uns selbst im Reinen. Nicht im Reinen zu sein bedeutet im wörtlichen Sinne, dass unser Bewusstsein nicht klar ist. Etwas nimmt uns die klare Sicht. In unserer Körper-Geist-Einheit gibt es einen „Verursacher“. Er drückt die „Knöpfe“, die unseren Stress oder unser Leid in Gang setzen. Trotzdem sind wir überzeugt, er käme von außen. Das *scheint* aber nur so zu sein.

Um das zu verdeutlichen, verwenden wir ein Beispiel aus der Chemie: Ein großes, kugelförmiges Glasgefäß mit einem engen Hals befüllen wir bis zur Hälfte mit Wasser. Dann geben wir nach und nach eine willkürliche Anzahl chemischer Substanzen hinein. Irgendwann wird höchstwahrscheinlich ein Punkt erreicht, an dem die Reaktionen nicht mehr kontrollierbar sind. Die Stoffe reagieren heftig miteinander, es könnte sogar zur Explosion kommen. Unser Körper-Geist-System ist ein ähnliches Gefäß. Durch den Geist ist dieses Gefäß sehr groß und kann sehr viel aufnehmen. Aber in unserem System geht nichts verloren und es wird nichts vergessen, so sehr wir uns das auch vorgaukeln. Jeder Gedanke und jede Emotion ist Energie. Sie werden gespeichert und legen den Grundstock für die Früchte, die wir selbst eines Tages ernten werden.

Wir wissen, das ist nicht leicht zu verstehen. Erinnere dich an einen schlechten Tag, an dem es dir sehr, sehr übel ging. Die Stimmung war total mies. Kannst du noch nachvollziehen, woher diese düstere Stimmung kam? Du kannst das nicht wirklich. Es ist die berühmte Frage, was zuerst da war, das Huhn oder das Ei. →

Wir neigen dazu, einen Schuldigen zu suchen, möglichst „da draußen". Aber sei mal ehrlich. Warum hast du so reagiert auf das „da draußen"? So reagierst du nicht immer, oder doch? Dann läge die Ursache doch im Inneren. Wenn du die schlechte Stimmung in Zeitlupe zurückdrehen könntest, würdest du feststellen, dass es irgendwann einen Umschlagpunkt gegeben hat, und zwar ohne Grund. Zuerst war die Stimmung gut und dann war sie schlecht. Wir können den Finger nicht genau auf die wunde Stelle legen, weil wir nicht „zurück-denken" können. Vielleicht zwei oder drei Gedanken, dann ist es vorbei. Danach fangen wir einfach an, unsere eigene Version der Geschichte auf die wirkliche Vergangenheit zu projizieren. Glaubst du das nicht? Dann versuche es jetzt einmal; denke nun vier Gedanken zurück. Siehst du, das geht nicht. Genau das ist unser größtes Problem. Wir färben unsere Geschichte so, wie es uns am besten auskommt, dann projizieren wir sie in die Zukunft. Auf diese Weise wiederholt sie sich ständig. In dieser Projektion verschwindet das Jetzt - und das nimmt uns das Glück.

Alles entsteht aus Unwissenheit.

Dieser Satz erscheint provokativ, das ist aber von uns nicht beabsichtigt. Die Wahrheit ist oft schwer zu verdauen. Betrachten wir die Sache einmal von der anderen Seite. Wenn alles *nicht* aus Unwissenheit entstände, wären wir tatsächlich nicht ganz bei Sinnen, denn wir hätten trotz aller Intelligenz, bei vollem Verstand und bewusst dieses Chaos auf der Welt verursacht.

Stelle dich einfach einmal vor den Spiegel, bitte allein, sonst könnte das, was du jetzt sagen wirst für jemand anders so aussehen, als hättest du den Verstand verloren. Sprich zu deinem Spiegelbild: „Ich habe alles Elend in meinem Leben selbst und wissentlich geschaffen." Das kommt dir doch ungeheuerlich vor, oder? Wenn du alle →

Erscheinungen deines Lebens unwissentlich verursacht hättest, könnte dir niemand etwas vorwerfen, aber bei einer solchen Aussage vor dem Spiegel ist das anders.

Unwissenheit kannst du zu jeder Zeit umwandeln in Einsicht und Weisheit, aber es braucht deinen Entschluss, sie zu finden. Und das größte Problem dabei ist, dass du dir durch deine eigenen "alten" Überzeugungen selbst im Wege stehst.

All unsere Verstörungen stammen aus dieser Unwissenheit. Wie viele kluge Köpfe wir auch um Rat und Hilfe bitten, wie viel wir auch tun, um unsere Probleme zu lösen, wir scheitern immer wieder an uns selbst. Das Ausmaß dieses Scheiterns wird bestimmt durch unseren Mangel an Bewusstheit. Wo ein Ich ist, das annimmt, es sei der Verstand oder die Emotionen, gibt es keine Möglichkeit, die Welt klar und deutlich zu sehen. Nur das Bekannte oder die Projektionen unseres eigenen Geistes nehmen wir bewusst wahr.

Wir erlauben es unserem Geist und dem Körper, sich um sich selbst zu drehen. Wir sagen auch „meine Sichtweise", „meine Meinung", „ich denke", „ich fühle" usw.

All diese Projektionen basieren auf der Beibehaltung der Idee von „Ich" und „Mein". Das Ich will ein gutes, angenehmes Gefühl und kein schlechtes, unangenehmes. Diese Gefühle sind aber das uns Bekannte, sie sind „Er-innerungen", Dinge, die wir verinnerlicht oder in uns aufgenommen haben wie das tägliche Brot.

Wir sind angehaftet an diese angenehmen Dinge und haben eine Aversion gegen Unangenehmes. Wenn wir einmal etwas Angenehmes erworben haben, wollen wir es nicht wieder loslassen. Wir entwickeln Stolz, Angst oder Wut, wenn wir Gefahr laufen, es zu verlieren.

Das Zentrum dieses ganzen Elends ist ganz offensichtlich das Ich, das denkt, es sei der Geist, die Emotionen, die Gefühle usw. Auf diese Weise bleiben wir angehaftet an seine eingeschränkte Sichtweise.

Nein, das hat nichts mit Intelligenz oder einem Mangel daran zu tun. Es ist uns einfach mit in die Wiege gelegt worden, egal wie schlau oder dumm wir auch sein mögen. Es ist der menschliche, unvollkommene Teil unseres Bewusstseins, der wie ein Samen in uns angelegt ist und wächst, wenn wir ihn nicht mit der Wurzel entfernen.

Angst vor der Wahrheit

Wir sind wahrscheinlich alle schon einmal enttäuscht oder betrogen worden, in einer Beziehung, auf der Arbeitsstelle gemobbt, dein Kind hat dich evtl. belogen. Vielleicht haben wir schon einmal jemanden verloren, der uns nah war. Tausend Beispiele könnten wir anführen. Meistens dauert es eine Weile, bis wir einsehen können oder wollen, dass die Wahrheit uns eines Tages einholt. Wir wehren uns dagegen. Wir haben Angst davor, weil sie wehtut. Die Wahrheit schneidet wie ein scharfes Schwert durch unsere Lüge und entzieht uns den Boden unter den Füßen. Das haben wir wohl alle erlebt. Diese Wahrheit hat aber auch – wie alles - eine positive Seite. **Wir beenden damit unsere Täuschung**. Es ist tatsächlich so. Nur über den Schmerz, der aus der Erkenntnis der Lüge entsteht, kommen wir der Wahrheit etwas näher. Das ist der verflixte Teufel in uns. Wir wollen den Schmerz vermeiden, diese Wahrheit umgehen und kommen dadurch von unserem Weg ab. Die Angst vor der Wahrheit führt dazu, dass wir eine Welt erschaffen, die wiederum voller Angst ist. Wir klammern uns an Sachen, die wir nicht brauchen, in der Hoffnung, sie könnten uns eine Pseudo-Sicherheit geben.

Merkst du, wie dein Geist abdriftet? Wie du jetzt schon versuchst, dich selbst zu rechtfertigen für Geschehnisse, die längst in der Vergangenheit liegen? Wie du versuchst, deine Pseudo-Sicherheit aufrecht zu halten, Entschuldigungen zu finden? Wir finden tausende Rechtfertigungen, um uns selbst zu verleugnen.

Eines Tages saß ich draußen auf der Terrasse und genoß den schönen Abend. Als ich wieder hineinging, um mich schlafen zu legen, vergaß ich, das Kissen vom Gartenstuhl mit nach drinnen zu nehmen. OK, das kann jedem passieren, das ist auch kein Drama. Als ich morgens wieder nach draußen ging, um das Frühstück vorzubereiten, sah ich das Kissen noch dort liegen. Was dann passierte, öffnete mir die Augen darüber, dass ich mich selbst belog. Statt einfach nur das Kissen von gestern Abend zu registrieren, legte ich ein weiteres auf den Stuhl daneben und redete mir selbst ein, ich hätte beide gerade dahin gelegt. Und das passierte mir alles bei vollem klaren Bewusstsein. Das war schon eine seltsame Erfahrung.

So überzeugen wir uns selbst ständig mit Sätzen wie:

- *Ich kann nicht anders.*
- *Das muss so sein.*
- *Das geschieht tatsächlich so, wie ich es sehe.*
- *Ich will den anderen nicht verletzen.*
- *Ich will meinen Job nicht verlieren.*
- *Ich kann nicht „Nein" sagen.*
- *Das ist mein Karma, usw. usw.*

Das ist alles auch wahr, es sind gute Argumente, um alles so zu lassen wie es ist. Aber dann wird sich niemals etwas ändern. Unser Unterbewusstsein dirigiert uns nach der Partitur der bereits erlebten Erfahrungen →

und Glaubenssätze, die in Summe alle in uns gespeichert sind und mit denen wir uns pseudo-sicher fühlen, weil sie uns bekannt sind. Was das Unbewusste ist, können wir uns mit Hilfe einer Metapher klar machen.

Stellen wir uns unser Bewusstsein vor wie die Spitze eines Eisberges, die aus dem Wasser ragt. Der Unterwasseranteil des Eisberges wäre das Bild fur das Unterbewusstsein. Wie der ganze Eisberg erscheint, unterliegt dem ständigen Wandel der Elemente, wie z. B. Klima, Wasserströmung, Jahreszeiten, Schwerkraft, Umweltverschmutzung u.v.m., was wir nicht wissen. Und in dem Sinne ist der Eisberg tatsächlich eingefrorene LIEBE. Würden wir in Harmonie mit uns und den Elementen SEIN, wäre der Eisberg EINS mit dem Wasser im Fluss des Lebens.

So wie jede Reise anfängt mit dem ersten Schritt, so ist es auch bei der Reise ins Unterbewusstsein. Dieser erste Schritt besteht darin, sich dafür zu entscheiden, das entdecken zu wollen, was uns ständig den Kopf verdreht.

Die fünf Hauptemotionen unter der Lupe

Emotionen geben uns den „Kick“ im Leben. Stelle dir einmal vor, es gäbe sie nicht mehr. Viele Leute, ich glaube sogar die meisten, wären der Auffassung, das Leben sei dann total langweilig. Teilweise stimmt das natürlich auch. Wenn wir uns über nichts mehr aufregen würden, uns nicht mehr ärgerten, keinen Liebeskummer mehr hätten, alles harmonisch wäre, bräuchten wir uns nur um das Wesentliche zu kümmern. Dabei wissen wir gar nicht, was das Wesentliche ist.

Was ist eigentlich das Wesentliche in deinem Leben? Machst du dir darüber überhaupt Gedanken? Wie viel Zeit nimmst du dir täglich, um dich darum zu kümmern? Wahrscheinlich nicht viel, oder doch? Wäge einmal ab, was alles an einem Tag in deinem Geist abläuft. Wir sind nicht lange bei uns selbst, wir sind ständig entfernt von unserer Mitte. Und dort finden wir nicht das Wesentliche!

E-motion heißt *energy in motion*, Energie in Bewegung. Leben ist Bewegung, so sehen wir es. Alles ist ständig in Bewegung. Der Geist, unser Körper, es gibt keine Unterbrechung. Wir atmen, das Herz klopft, die Gedanken versuchen uns unentwegt aus der Ruhe zu bringen, unsere Emotionen spielen verrückt. Das ist das Leben, so kennen wir es. Die Emotionen, die wir so hegen und pflegen, sind unsere besten Freunde, glauben wir. Wir sind total angehaftet an sie, es ist wie eine Sucht. Anhaftung ist die erste Emotion, aber alle Emotionen entstehen aus Unwissenheit. Gemeint ist nicht die Unwissenheit, die wir als Nicht-Wissen bezeichnen. Es ist vielmehr die Unwissenheit über die letztendliche Realität, dass das Ich und die Welt, in der das Ich lebt, nicht so existieren wie wir denken. Das Ich ist etwas, wonach wir greifen, wenn wir in eine Konfliktsituation kommen. In den nächsten Absätzen werden wir das etwas näher anschauen.

Anhaftung

Hast du dich selbst morgens schon einmal beobachtet, wenn beim Blick in den Spiegel der rote Pickel mit dem gelben Punkt nicht zu übersehen ist und dir sagt, dass du heute nicht die Schönste bist? Was läuft dann ab in deinem Geist? Erlaubst du es, dass dieser Pickel dir den Tag verdirbt? Wenn ja, dann verstehst du, was die Anhaftung mit dir macht.

Anhaftung ist wie ein Ölfleck in deinem neu gekauften Hochzeitskleid von Valentino oder wie ein Kratzer im Lack deines neuen Autos. Die Anhaftung versucht, dich aus der Mitte zu bringen. Du verlierst die Kontrolle über deinen Geist. Aber das ist nur dann möglich, wenn du deinem Geist die Erlaubnis dazu gibst. Wenn du jemandem das Wort erteilst, wird doch auch er sprechen und nicht du. Du bist nicht dein Geist. Wenn du aber denkst, du seiest dein Geist, funktioniert das mit dem Erlaubnisgeben nicht. Der erste Gedanke „Hochzeitskleid verschmutzt" versetzt dich in eine geladene Stimmung, die sich selbstständig macht.

Halt einmal inne. Bist du dein Geist? Nein, das wäre nicht logisch, denn dann hättest du eine mehrfache Persönlichkeit. Wenn du deinem Geist nicht erlaubst, der geladenen Stimmung zu folgen, passiert das auch nicht. Und dennoch geschieht es: Wir kommen in eine schlechte Stimmung, obwohl wir es nicht wollen. So spüren wir die Kraft der Anhaftung. Wir haben unseren Geist viele Leben lang gefüttert mit „Mein" (in diesen Fall mein Hochzeitskleid), so dass das Mein sehr stark und groß geworden ist und viel Macht über uns hat. Mein Geld, mein Auto, mein Haus, mein Mann, mein Frau, mein Kind, mein schöner Urlaub, meine große Liebe, meine Gedanken, meine Gefühle, mein Gott, mein, mein, mein. Wir haben dem Geist die Macht gegeben - und damit hat das Mein die Macht über uns. Das bedeutet, auch nur wir selbst können hinter die Anhaftung schauen. Was mag da wohl sein?

Anhaftung und Liebe sind oft vermischt. Wenn wir sehr stark angehaftet sind an jemanden, ist da auch Liebe im Spiel. Wenn wir jemanden heiß und innig lieben, besteht auch hier Anhaftung. Die Kunst ist es, das zunächst zu unterscheiden. Wir müssen lernen zu trennen, was Anhaftung und was wahre Liebe ist. Eigentlich ist das ganz einfach: Deine Anhaftung will, dass *du* glücklich bist und ein gutes Gefühl hast. Liebe ist mehr dafür, dass zunächst einmal *der andere* glücklich ist. In der Liebe gibt es kein „Ich". Das ist einfach gesagt, aber schwer getan. Wir erreichen das nicht durch Wollen oder Aufopferung oder durch angelerntes Verhalten, was moralisch gesehen gut oder nicht gut ist. Das kommt vielmehr durch Üben. Es bedeutet z. B., stets und ständig zu versuchen, den Fleck aus dem Hochzeitskleid zu entfernen und zu erkennen, dass **Ich und Mein** die schlechte Stimmung verursachen. Es gilt, nicht dagegen zu kämpfen, nicht wegzulaufen, einfach zu hören, zu sehen und loszulassen. Im Abstand von diesem „Ich" sehen wir es, da entsteht von selbst Raum - und in diesem Raum das Licht der Liebe. Hier werden wir Herr über unseren Geist, werden Gott oder Göttin unseres eigenen Universums.

Im Laufe meines Lebens hat mich ein seltsames Gefühl immer wieder verfolgt. Dieses Gefühl war so stark, dass ich eines Tages nicht lassen konnte es auszusprechen. Ich wollte verstehen, woher es kam, weil ich es mir nicht erklären konnte. Es war eine Art Überzeugung, dass ich nicht mit, aber auch nicht ohne meine Frau sein könne. Das ist doch etwas unverständlich, nicht wahr? Wie sollte meine Frau damit zurechtkommen? Dieser Satz hat sie natürlich nicht gerade glücklich gestimmt, aber es war so. Ich konnte das Gefühl nicht leugnen. Diese widersprüchliche Empfindung habe ich immer wieder erforscht. Letztendlich kam ich zu folgendem Ergebnis. Das Gefühl, nicht mit meiner Frau sein zu können, war eine Aversion, die sich zeigte, wenn sie sich so verhielt, dass es mir nicht passte. Das Gefühl, mit meiner Frau zusammen sein zu können, entstand, wenn sie meinen Wünschen und Vorstellungen entsprach. Das war meine Anhaftung an das Schöne. Und diese beiden vertrauten gegensätzlichen Emotionen oder Gefühle musste ich zuerst einmal akzeptieren. Was aber dazwischen lag, war das, was uns wirklich verband. Das Gefühl, das entstand, wenn wir die zwei Extreme von Anhaftung und Aversion (Wut, Hass, Selbsthass) loslassen konnten.

So entsteht ein Gefühl von Liebe, wobei nicht ich, sondern der andere zur Nr. 1 wird.

Wut

So wie aus Unwissenheit Anhaftung entsteht, so entsteht aus Anhaftung Wut. Wut ist eine Folge von Aversion gegen das schlechte Gefühl, das in uns aufkommt, wenn dasjenige, woran wir angehaftet sind, nicht tut oder bewirkt, was wir wollen. Oder wenn wir nicht das Resultat erreichen, das wir uns vorstellen. Wenn wir sehr stark angehaftet sind an eine Person, einen Gegenstand oder sogar an unsere eigene Meinung, ist die Gefahr groß, dass wir unsere Kontrolle verlieren, wenn etwas geschieht, das unsere Anhaftung auflockert.

Stelle dir vor, du bittest deine Geliebte um einen Kuss und bekommst ihn nicht - ohne einen für dich akzeptablen Grund. Einfach so, es gibt keinen Kuss. Oder jemand fährt eine Beule in dein flammneues Auto, weil er nicht aufgepasst hat. Es ist schon verständlich, dass wir dann wütend werden, wir sind eben Menschen.

Wir können unsere Wut natürlich verdrängen und uns angepasst benehmen. Die Gefahr ist groß, dass wir uns der Wut entziehen, weil wir eine solche Regel in der Erziehung mitbekommen haben. Das gilt als höfliches und gewünschtes Verhalten. Tief in uns ist das meist anders. Wir verdrängen oft unsere wirklichen Gefühle, unser Geist vergisst aber nichts. Unbewusst speichert er alles, auch das, was wir vergessen haben oder vergessen wollen. Dieses Speichern führt dazu, dass irgendwann das Maß voll ist. Es ist nur eine Frage der Zeit, bis wir explodieren, ohne dass es einen wirklichen Anlass dafür gibt. Erinnere dich an das Beispiel mit der Kugelflasche ein paar Seiten zuvor. Wir suchen einfach eine Gelegenheit, um uns zu entladen. Schon eine kleine Unstimmigkeit mit einem Menschen kann der Auslöser sein.

Es ist eine ganz wesentliche Frage, ob wir uns überhaupt von Anhaftung und Aversion befreien können. Wir leben ja davon. Mein Job, meine Familie usw. Aus diesem Grund ist das eine sehr subtile Sache.

Psychologisch gesehen ist es durchaus wichtig, ein starkes Gefühl von Ich zu haben. Das beschützt uns selbst und z. B. unsere Familie. Wenn wir aber weiter in die Tiefe gehen, sehen wir schon Schwierigkeiten. Wir nehmen die entstehenden Probleme einfach in Kauf. Es folgt eine Art von Arrangement damit, indem wir das Beste daraus machen. In diesem Sinne ist die Antwort auf die Frage: NEIN. Wir können uns als Menschen nicht davon befreien. Aber die Antwort ist nicht vollständig.

Erinnerst du dich an unseren Dialog am Anfang? Der Weg ist das Ziel und das Ziel ist der Weg. Anhaftung und Aversion wirken in allem was wir tun, aber auch zwischen allen Erscheinungen in der materiellen Welt. Das ist ein Faktum in unserer durch Sinnesorgane wahrgenommenen Welt. Es ist das Leben, so wie es ist. Mache kein Drama daraus. Es ist Fallen und Aufstehen. Aber absolut gesehen gibt es noch etwas anderes. In dem tiefsten Wesen, das du bist, kann etwas anderes zum Vorschein kommen. Wenn du den Fleck aus deinem Hochzeitskleid herauswaschen kannst, wird es rein. Du kannst ja trotzdem heiraten und die Liebe entdecken. Im Geist entsteht dann ein Bewusstsein von dem, worum es wirklich geht.

Wenn wir unser Bestes tun, um unsere negativen Gewohnheiten in der Beziehung zu anderen Menschen und Ereignissen zu erkennen und in Positives umzuwandeln, machen wir innerlich eine Erfahrung und entdecken unsere tiefste Wahrheit. Wir befreien uns von unseren negativen Seiten, die das „Ich" versucht aufrecht zu erhalten. Damit geht das Ich einen Weg von der Anhaftung hin zur Liebe. Nach und nach wird es sich transformieren in Nicht-Ich. Es geschieht dann aus sich selbst heraus, aus unserem tiefsten Wesen, ohne dass unser Geist es WILL. Unser Körper und unser Geist bleiben das, was sie sind. Das was sagt „mein Geist und mein Körper", das was immer da war, nimmt an Kraft zu, und die Schatten der Negativität lösen sich einfach auf. Dieses Auflösen bringt uns zur nächsten Emotion, der Angst.

Angst

Schon seit vielen, vielen Generationen versuchen wir, Glück für uns selbst oder andere Menschen zu finden. Eigentlich haben wir es bis jetzt nicht wirklich geschafft. Was immer wir uns auch im Leben erarbeitet haben, spätestens mit dem Tod verlieren wir alles wieder. Von Generation zu Generation geben wir aber unsere Ängste weiter, wenn wir das nicht selbst ändern. In den letzten Jahrhunderten hat die Wissenschaft vieles über unseren Körper aufgedeckt. Wir kennen fast bis ins kleinste Detail die Ursachen unseres physischen Leides. Trotz dieses immensen Wissens fehlt uns etwas, und dadurch entsteht eine „Leere", die uns von Moment zu Moment vorwärts treibt und uns Angst machen kann. Diese Zeit vergeuden wir meist mit sinnlosen Aktivitäten. Die Angst vor dieser „Leere" kann uns ergreifen, wenn wir unsere physischen Grenzen erreichen. Diese Angst verursacht Kriege im Geist der Menschen, und wir kämpfen sie hier auf der Erde aus.

Sieh dir mal dein Leben genau an. Wie viele „Kriege" hast du in deinem Leben schon gegen dich selbst gekämpft, nachts wenn es dunkel war? Und gegen andere, vielleicht wegen des Jobs. Gegen deinen Partner wegen Unstimmigkeiten über eine Vielzahl von Kleinigkeiten. Was immer du auch tust, du versuchst krampfhaft, Frieden zu schließen mit deiner Welt. Das funktioniert aber nicht, wenn du keinen Frieden schließt mit dir selbst.

Angst ist eine Emotion mit vielen Gesichtern. Angst zeigt sich immer in Situationen, in denen wir uns abspalten von der Welt, in der wir leben, und uns grösser oder kleiner machen, als wir wirklich sind. Wir haben Angst vor etwas, das innen oder außen ist. Angst vor der Dunkelheit, Angst vor Spinnen, Angst etwas zu verlieren, Angst vor Krankheit, Angst vor Freiheit, Angst vor Krieg, Angst vor Ausländern, Angst verletzt zu werden, Angst zu sterben, Angst, Angst, Angst ....

Es sind Tausende von Ängsten, die unser Leben unbewusst oder bewusst bestimmen. Es gibt keinen Menschen, der überhaupt keine Angst kennt. Alle unsere Ängste sind zurückzuführen auf das Nichtverbundensein mit unserer tiefsten inneren Wahrheit. Wir bekleiden uns, um die Angst von uns fernzuhalten. In dieser Kleidung fühlen wir uns geborgen und sicher. Die Kleidung können wir nach Belieben wechseln, von einer Polizistenjacke zu einem weißen Kittel, einem schönen Kostüm oder erotischer Wäsche. Manche Menschen brauchen überhaupt gar keine Kleidung oder Jacke; sie kokettieren mit ihrer Angst. Andere wiederum setzen sie ein, um ihre Macht zu nutzen. Diese Kostüme verleihen uns Macht und formen Menschen-Bilder, mit denen wir uns identifizieren können. Das gibt uns eine Pseudosicherheit, hinter der sich viele von uns verstecken.

Wir haben von der „nackten Wahrheit" gesprochen. Das war die Erkenntnis der Lüge unseres Alltags. Ohne unseren Ängsten in die Augen zu schauen und uns ihnen zu stellen, werden wir nie weiterkommen in unserer Entwicklung. Angst ist wie eine Leiter mit morschen Sprossen. Je höher du kommst, umso grosser ist das Risiko, dass du wieder hinunterfällst. Das Hochsteigen auf der Leiter stärkt eine weitere Hauptemotion, den Stolz, und wird mit verursacht durch Eifersucht.

Angst ist ein negativ beladenes Wort. Es scheint so zu sein, dass wir die Angst in unserem Verhalten gar nicht mehr zulassen können. Vielfach erkennen wir unsere Reaktionsweisen überhaupt nicht mehr als Angst. So gesehen hat Angst viele Gesichter. Vielleicht wäre es hilfreich, sie einfach etwas positiver zu benennen. Statt Angst könnten wir beispielsweise „weniger Vertrauen" sagen. Das klingt doch freundlicher, nicht? →

Vertrauen, gemeint ist Selbstvertrauen, ist das Gegengift gegen Angst. Wenn wir uns in Vertrauen üben, brauchen wir unserer „Angst vor der Angst" keine Nahrung mehr zu geben. „Ich habe Angst vor dem Dunkeln", hört sich doch ganz anders an als: „Ich habe weniger Selbstvertrauen im Dunkeln." Wenn das Vertrauen wächst durch eine positive Einstellung, wird die Angst eines Tages keinen Zugriff mehr auf dich haben.

Eifersucht

„Eifersucht ist eine Leidenschaft, die mit Eifer sucht, was Leiden schafft", sagt der Volksmund. Und es stimmt, Eifersucht ist ein starkes Gift. Oft entsteht sie aus der Angst, Dinge oder Menschen zu verlieren oder erst gar nicht zu bekommen. Manchmal zeigt sie sich auch als Liebe, die mit Eifer sucht. Wir wetteifern mit jemandem, der etwas hat, was wir uns wünschen. In der Beziehung zu einem anderen Menschen kann das beispielsweise Schönheit, Besitz oder auch Liebe sein. Wir mögen dann die andere Person, weil sie etwas *hat* und nicht, weil sie etwas *ist*. Das funktioniert sogar gut, solange wir das Gewünschte bekommen. Das Gefühl kann uns vielleicht auch dazu bringen, Liebe zu spüren. Aber es kann sich sehr plötzlich ändern, wenn wir nicht mehr das bekommen, wonach wir streben - oder wenn jemand anders das Gewünschte bekommt. Dann zeigt sich das Gift der Eifersucht. Unsere „Liebe" kann sich in Wut verwandeln, so dass wir das beschädigen möchten, was wir nicht mehr bekommen. Sie kann auch in Stolz umschlagen, der uns denken lässt: „Das macht mir nichts aus, ich bin unverletzbar, ich bin sowieso besser."

Die Beziehungen zu anderen Menschen können durch Eifersucht sehr belastet oder gefährdert werden, wenn wir sie nicht erkennen. Sie kann wie ein Fass ohne Boden erscheinen. Das was wir bekommen wollen, können wir letztendlich nur in uns selbst finden. Solange Eifersucht in uns lebendig ist und unser Tun regiert, können wir nicht richtig geben. Das ist so wie mit angezogener Handbremse zu fahren. Wenn wir geben, ist immer die Angst dabei, nicht zu bekommen, was wir haben wollen. Das bedeutet, wir geben, um zu bekommen. Wirkliches Geben ist ohne Bedingung. Die Machtstrukturen in unserer Gesellschaft basieren leider auf diesen Giften. Es liegt an uns, ob wir uns an der Freude anderer Menschen freuen oder auf sie eifersüchtig sind.

Stolz

Durch unsere Erziehung lernen wir, stolz zu sein. Unsere Eltern sind stolz auf uns, wenn wir die ersten Worte sprechen, wenn wir das erste Mal ins Töpfchen machen, wenn wir gute Noten in der Schule haben, wenn wir besser sind als das Mädchen oder der Junge aus der Nachbarschaft. Stolz macht uns stark. Stolz sorgt für einen geraden Rücken. Wir erheben uns aus unseren Schwächen, aber deshalb sind sie nicht weg. Das alles hat Vor- und Nachteile. Vielleicht hilft es uns, erfolg reich zu sein, ein Superstar oder Rechtsanwalt, vielleicht ein berühmter Architekt. Möglicherweise haben wir genug Geld, um alle unsere Wünsche zu erfüllen, ein schönes Haus etc. Wenn wir erfolgreich sind, steigen die Chancen, gute Freunde zu haben, immer mehr und besser, alles bis zur Perfektion. Was aber ist mit den Schwächen? Wir haben zwar viel erreicht, aber die Schwächen sind deshalb nicht fort. Unser Fundament bleibt instabil, bis wir die Schwächen anschauen.

Und dann? Was passiert, wenn wir den Erfolg nicht schaffen und unser Fundament nicht stark genug ist? Wenn wir unsere Ziele nicht erreichen? Oder was ist, wenn wir einsam an der Spitze unserer →

„perfekten" Welt stehen und vergessen haben, dass möglicherweise eines Tages unser Partner uns verlässt, unsere Freunde sterben oder unser Geld auf der Börse verdampft und nichts mehr wert ist?

Stolz ist wie ein bodenloses Loch. Was immer wir uns erarbeiten, es wird nie und nimmer zum gewünschten Glück führen. Die Perfektion werden wir nie erreichen, es ist ein endloses Gebet, nur zum falschen Gott. Gott hat sich in der modernen Zeit verwandelt in Geld, Erfolg, Macht und Status. Wie sehr wir das goldene Kalb auch anbeten, wir enden in einem Vakuum. Das ist keine tolle Perspektive, oder?

Status, Geld und Ruhm sind also nicht, was sie zu sein scheinen. Natürlich ist es wunderbar, wenn alles in unserem Leben stimmt. Aber „das letzte Hemd hat keine Taschen". Stolz fördert unsere Angst, etwas zu verlieren. Stolz versucht uns einzureden, wir könnten nicht ohne solche Gegebenheiten leben. Stolz macht letztendlich schwach. Stolz macht geizig. Stolz macht unsere Finger krumm vom Raffen, was wir raffen wollen. Stolz macht depressiv, wenn er sein Ziel nicht erreicht. Warum sollten wir stolz sein auf etwas, das wir nur durch andere Menschen geschafft haben?

Andere sind diejenigen, die wir an die erste Stelle setzen sollten. Andere hervorzuheben macht glücklich. Es ist das Schönste, das ein Mensch erreichen kann, das zu genießen, was er bekommen hat und es mit Freude weiterzugeben.

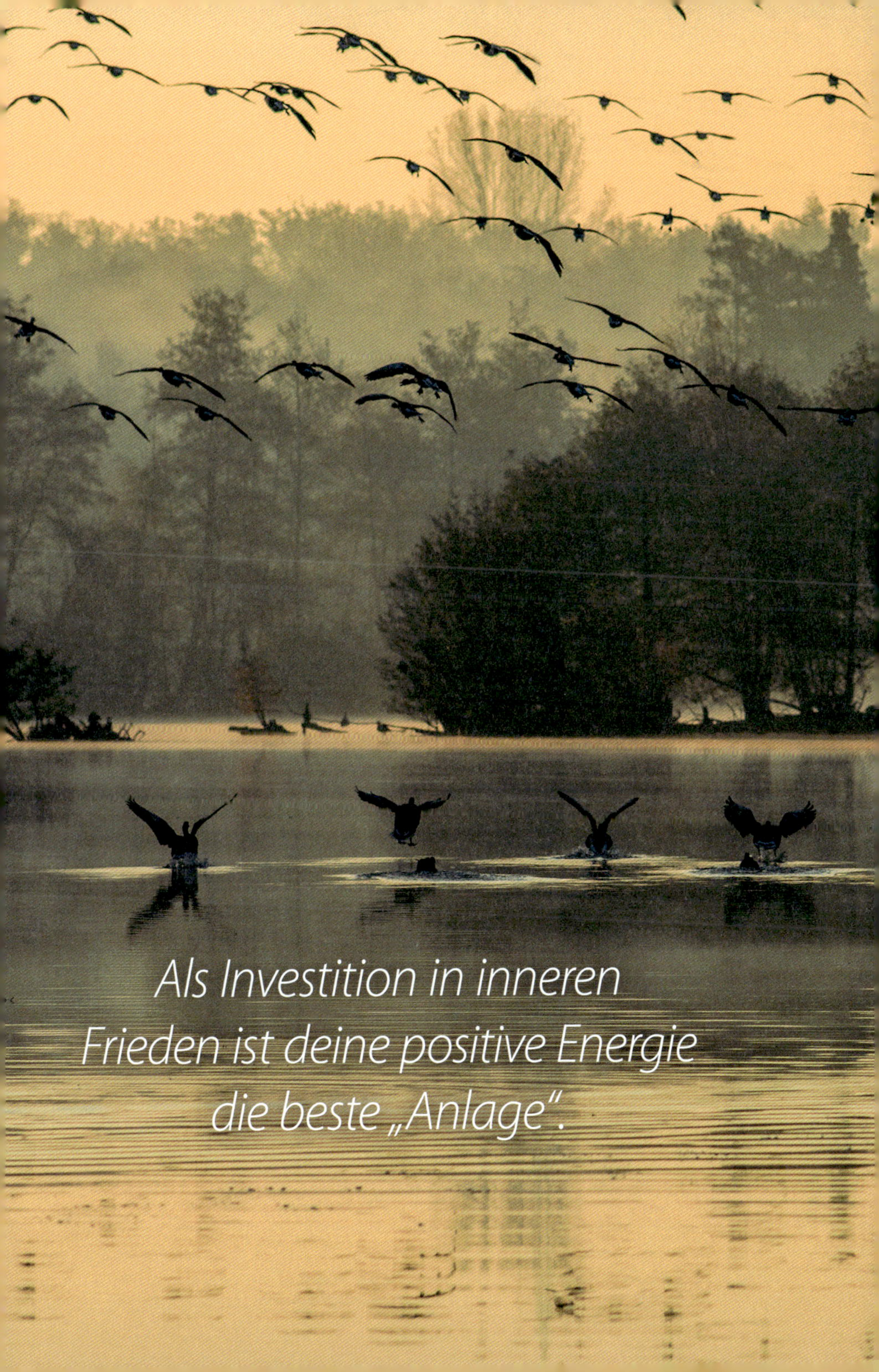

Als Investition in inneren Frieden ist deine positive Energie die beste „Anlage".

Emotionen in gute Bahnen lenken

Nehmen wir uns wieder etwas Zeit, um das Thema zusammenzufassen. Was uns im Leben Glück bringt, ist der Kick des Alltags. Wir sind süchtig geworden nach der Fahrt in der Achterbahn, in der das Leben auf und ab geht. Das kennen wir, das finden wir gut so wie es ist. Das war schon immer so und es wird auch so bleiben, solange wir keinen Grund finden es zu ändern. Weil wir nichts anderes kennen, können wir uns nur sehr schwer eine Alternative vorstellen. Diese Alternative ist aber gar keine großartige Veränderung. Zunächst brauchen wir die Einsicht, dass wir selbst dieses Leben geschaffen haben. Alle Religionen behaupten zwar das Gegenteil, aber das ist ein Krückstock für die, die nicht alleine gehen können. Und das soll möglichst auch so bleiben, solange die Alternative der Eigenverantwortung noch nicht realisiert werden kann. Wenn wir unseren Stolz auflösen, den Krückstock beiseitelegen und uns für die sogenannten Unmöglichkeiten des Lebens öffnen, werden wir mehr und mehr die Fähigkeit erlangen, wieder „alleine zu *gehen*".

Sobald du die Einsicht teilst, dass du selbst der Verursacher all deines Glückes und all deines Leides bist, kannst du durchaus etwas ändern. Denn dann siehst du deinen Vater nicht als deinen Vater, deine Mutter nicht als deine Mutter, deine Kinder nicht als deine Kinder, deine Freunde nicht als deine Freunde, deine Feinde nicht als deine Feinde, sondern alle als Menschen, die genauso auf der Suche sind nach Glück und Liebe wie du. Stellt das nicht deine bisherigen Ansichten völlig auf den Kopf?

Hast du nicht das Bedürfnis, dein Leben so zu verändern, dass du ***mit allem, was du bist***, der Glücksbringer wirst für dich und alle, die mit dir zu tun haben, bis hin zu den folgenden Generationen?

Wäre es nicht schön, wenn ungezügelte Emotionen und irreführende Gedanken dich nicht mehr verstören könnten? Es ist an der Zeit, den Geist auf einen Punkt zu fokussieren und dich auf deinen inneren Frieden auszurichten. So wie wir Milliarden und Abermilliarden in unsere materiellen Bedürfnisse investiert haben, können wir jetzt aus dieser glücklichen Situation heraus Energie bei der allerbesten Bank anlegen, der Bank des inneren Friedens. Ihre Arbeit wird Früchte tragen, und die Liebe, die in uns auf diesem Weg entsteht, wird grenzenlos sein. Je mehr Liebe wir haben, desto mehr können wir geben. Sie entsteht von ganz allein, wenn wir unsere emotionalen und gedanklichen Verwirrungen beseitigen.

Die Bürde der Schuld

Kennst du das Gefühl der Schuld, das keinen konkreten Anlass hat? Es ist merkwürdig, es kann einen Menschen wirklich tief hinunterziehen bis zu dem Punkt, an dem der letzte Rest des Selbstwertgefühls verschwindet. Das gehört alles zu der „nackten Wahrheit", zu der Lüge des Alltags.

Es gibt nämlich keine Schuld. Natürlich kann bei einer Gerichtsverhandlung der Richter das Urteil „schuldig" sprechen. Das basiert auf Vereinbarungen, die die Menschheit aufgestellt hat. Das meinen wir aber an dieser Stelle nicht. Wir dürfen auch bei einer Geschwindigkeitsbeschränkung auf 50 km/h nicht mit Tempo 100 km/h fahren. Und selbstverständlich sollten wir Menschen nicht schädigen oder ihnen das Leben nehmen. Trotzdem tun wir solche Dinge, wenn auch manchmal nur in Gedanken. „Ich könnte ihn umbringen", haben wohl viele von uns schon mal gedacht. Wer ist jetzt schuldig, wenn jemand anders deinen Gedanken ausführt? Nein, das ist nicht komisch, das ist durchaus möglich. Du empfängst ja auch Radiowellen, die nicht ausschließlich für dich bestimmt sind. Deine Gedanken sind nicht deine Gedanken. →

Gedanken sind übertragbar, und deine Gedanken können andere zum Handeln bringen. Würde daraus ein Verbrechen resultieren, wer wäre dann der Schuldige? Gelegenheit macht Diebe. Letztendlich tragen wir alle oder niemand die Schuld.

Schuld ist ein ganz merkwürdiger Geisteszustand. Sie zieht uns wirklich hinunter - und wohin? Was bringt es uns, sich schuldig zu fühlen, wenn wir fremdgesteuert sind? Wenn eine unserer Handlungen uns selbst oder anderen schadet, ist sie meistens nicht bewusst erfolgt. Wir waren in einem Zustand völliger Verblendung. In diesem Fall sind wir auch nicht schuldig. Unser Geist hat sich einfach selbstständig gemacht, wir haben die Kontrolle verloren. Dieses Verhalten bedingt sich immer wieder selbst. Wenn wir uns schuldig fühlen, geht es uns schlecht. Wir machen eine Programmeingabe an unser Bewusstsein: „Ich bin schuldig", drücken auf die Taste „Speichern" – und das Gefühl der Schuld hat sich manifestiert. Auf diese Weise verhalten wir uns immer wieder, wenn wir uns selbst verlieren und wenn wir unseren Emotionen und verwirrten Gedanken erlauben, die Kontrolle zu übernehmen. Da hilft nur eines: ***Verantwortung zu übernehmen für unser Verhalten***.

Verantwortung übernehmen und Prioritäten setzen

Der erste Schritt ist, Verantwortung zu übernehmen für dein Leben. Für all deine Gedanken, all deine Gefühle, deine Worte und deine Taten, die guten und die schlechten. Über die guten kannst du dich freuen und dir wünschen, sie weiter zu entwickeln. Die schlechten Taten kannst du bedauern, aber nicht zu lange, denn sie sind ja aus Unwissenheit geschehen. Verharre nicht in Schuldgefühlen. Schuld ist eine geheime Waffe deines Ichs (Egos), das versucht, dich klein zu machen, dich schlecht zu fühlen oder dich größer zu machen und aufzublasen.

Damit hältst du das schlechte Verhalten aufrecht. Nimm dir vor, das schlechte Verhalten aus deinem Geist zu verbannen und sieh das als Übung an. Üben bedeutet, dass es manchmal auch nicht klappt. Also setze dich nicht unter Zwang dabei, das wäre Gewalt gegen dich selbst. Wir sind alle nur Menschen.

Prioritäten zu setzen heißt, zuerst die einfachen Dinge, dann die schwierigen anzugehen. Einfache Dinge sind die, die keine direkten Folgen haben für deine Beziehungen, deine Arbeit und deine Gesundheit. Wir wollen vielmehr die Leichtigkeit, in der wir alles entspannt tun. Es ist der Weg und nicht das Ziel, weil das Ziel der Weg ist.

Als Übung arbeiten wir z. B. an der Gewohnheit „Fernsehen schauen".

Wir können das mit allen Gewohnheiten ähnlich angehen (Zeitung lesen, Auto putzen, einkaufen, Small Talk usw.). Was lässt uns alle fern-sehen? Ist es nicht so, dass wir damit das Hinschauen in der Nähe - auf uns selbst - vermeiden und uns selbst unter Kontrolle halten? Wir können es aber ganz einfach unterlassen, ohne dass wir oder andere Menschen direkt darunter leiden.

- *Welche Programme sehe ich?*
- *Was mache ich mit der Information daraus, was nutzt sie effektiv für mein Wohlbefinden?*
- *Was passiert mit mir, wenn ich nicht schaue?*
- *Vermisse ich es?*
- *Wie viel Raum lasse ich mir selbst für ein anderes Programm?*
- *Wie entscheide ich, was ich mir ansehe und was nicht?* →

- ***Was geht in mir vor, wenn ich mir vornehme, nicht fernzusehen, ohne dass dafür ein Grund vorliegt?***
- ***Was mache ich, wenn ich nicht fernsehe?***
- ***Wie leer ist dann mein Abend, und wie viel Angst habe ich eventuell vor dieser Leere?***

Interessant ist dabei nicht, ob du tatsächlich etwas änderst oder nicht. Nur wie du dich dabei fühlst und wie stark dein Wille ist, etwas zu verändern.

Beobachte alles, was in deinem Geist geschieht. Das ist Gymnastik für das Gehirn, es wird davon geschmeidig und flexibel. Mache die Übung nicht nur an einem Tag, sondern nimm wahr, ob sie auch Folgen hat für deinen weiteren Alltag.

So kannst du jede einzelne Gewohnheit unter die Lupe nehmen. Dein Leben wird dadurch spannend und du hast nie Langeweile. Aber es ist harte Arbeit. Freue dich über kleine Erkenntnisse. Erwarte keine großartigen Veränderungen, sie werden kommen, denn „Übung macht den Meister".

Neu geboren

Stelle dir vor, es gäbe eine Wiedergeburt. Nein? Glaubst du vielleicht lieber an einen Himmel, in dem du von deinen Sünden erlöst wirst, egal, wie du dein Leben gelebt hast? Viele von uns denken tatsächlich nie an Wiedergeburt. Das macht auch keinen Sinn, weil das Leben jetzt stattfindet.

Es gab einmal einen Weisen, der pflegte auf seinen Wegen die Menschen anzusprechen und ihnen merkwürdige Fragen zu stellen. Z.B. „Wie willst du wiedergeboren werden, wenn du heute stirbst?" Die meisten reagierten erstaunt, weil sie nie darüber nachgedacht hatten. →

Aber allein der unbeschreibliche Blick des Weisen löste bei den Befragten eine überraschende Reaktion aus. Sie wurden sich plötzlich ihrer geheimsten Wünsche bewusst. Gleichzeitig keimte in ihnen die Einsicht, dass das Leben endlich ist und sie tatsächlich eines Tages sterben werden. Diese Klarheit in den Augen des Weisen spiegelte seine Seele, eine unendliche Liebe. Er hatte keine Angst mehr vor dem Sterben – alles in ihm war offen, klar und präsent. Er wurde jeden Tag, ja sogar jeden Moment neu geboren, weil er angekommen war im Jetzt, in dem das Ich nicht mehr existiert. Jedes Wort, das er sprach, war erfüllt mit der Kraft dieser Quelle.

Wäre es nicht auch für uns eine schöne Aussicht, täglich neu geboren zu werden?
Was ist das, neu geboren zu werden? Um neu geboren zu werden, muss erst etwas sterben. Wir haben als Menschen eine große Sicherheit auf unserem Lebensweg: die Sicherheit und Unentrinnbarkeit des Sterbens. Wir wissen nicht, wann, wie und wodurch es geschehen wird. Wir wissen auch nicht, dass wir geboren sind, wir haben es zwar von anderen gehört, aber wir wissen es nicht. Wir wissen auch nicht, woran wir gestern um diese Zeit gedacht oder was wir gefühlt haben. Auch was wir morgen fühlen oder denken werden, wissen wir nicht. Wir leben auch nicht danach, wir bereiten uns nicht vor auf morgen. Morgen kann aber der letzte Tag unseres Lebens sein. Alles ist unsicher. Wenn das die größte Sicherheit ist, warum sollten wir dann nicht jetzt dem Tod ins Auge schauen, den Tag leben, als ob er unser letzter wäre? Der Tod ist nichts, vor dem wir Angst haben müssen. Was Angst macht beim Sterben ist, das Ich zu verlieren und das Mein, die Dinge, die wir so innig gehegt und gepflegt haben. Wenn wir sterben, werden die Zurückbleibenden sich an uns erinnern, wir jedoch werden alles vergessen.

Lasse dich einmal auf die folgende Metapher ein. Sie soll helfen, unsere Idee von Endlichkeit und Zeit etwas zu relativieren. Hast du eine Ahnung, wie viele Schritte du machst in deinem Leben? →

Schwer zu schätzen, nicht? Wir sind einen langen Weg gegangen, um dorthin zu kommen, wo wir jetzt sind. Ich meine in der Evolution als menschliche Rasse. Dabei haben wir viel gelernt von der Außenwelt. Aber wie viel Verständnis und Mitgefühl haben wir mit anderen oder gar mit uns selbst? Da müssen wir noch viel, sehr viel üben, oder? Versuche jedes einzelne Leben einmal zu sehen als einen Schritt auf dem Weg zur Vollkommenheit. Mit solchen Gedanken hätten wir doch noch Zeit und könnten etwas gelassener mit uns selbst und anderen umgehen, nicht wahr?

Die Vorstellung, nicht mehr Ich zu sein, sich einfach aufzulösen, ohne Identität, nur da zu sein in dieser unendlichen Zeit, ohne Jacke, ohne Erinnerung, ohne Rolle, nichts, gar nichts, wie fühlt sie sich an? Dass du ***bist***, ohne zu existieren. Du bist einfach da, ohne da zu sein, ohne wirklich zu sterben. Das könnte etwas unheimlich werden, oder nicht? Ein Zustand, den wir gar nicht kennen und den wir uns auch nicht so ohne weiteres vorstellen können. Wir sind geboren mit einer Identität, wir sind der Sohn oder die Tochter von .... . Wir kommen in ein Leben, das wir nicht freiwillig gewählt haben. Denken wir nicht alle, dass wir aus dem großen Nichts kommen und beim Sterben auch wieder nach diesem Nichts verlangen? Das ist merkwürdig. Aus Nichts kann doch nicht etwas entstehen. Das heißt, wir waren schon immer da, haben es aber nicht gewusst. Wir können uns nur nicht daran erinnern. Wenn wir immer schon da waren, brauchen wir auch keine Angst mehr zu haben vor dem Sterben, wir sollten uns nur besser vorbereiten. Nicht morgen, sondern jetzt. Morgen könnte es zu spät sein.

Bewusst leben

In unserer modernen Zeit halten wir es für erforderlich, ein starkes Selbstbewusstsein zu haben. Was ist das eigentlich, ein starkes Selbstbewusstsein? Das ist ein Geist, der sehr stark geprägt ist von „Ich". Warum wollen wir das? Das Bedürfnis, stark zu sein kann doch nur hervorgerufen werden durch eine Schwäche, ein schwaches Ich, das stark sein will. Da fehlt doch wohl die Logik. „Ich will Respekt", das strahlt jemand aus, der ein starkes Selbstbewusstsein will. Respekt will man aber doch nur, wenn man ihn nicht hat. Wir wünschen uns immer das, was wir nicht haben.

Wäre es nicht besser, den Satz zu verändern in: „**Ich habe den Wunsch, mir meiner selbst bewusst zu sein**"? Das wäre nicht so anstrengend, wir bräuchten dafür nichts zu tun. Wir könnten entspannen und uns selbst beobachten. Wir werden sehen, dass sich hierdurch **alles** verändern kann. Das Unmögliche wird möglich, nur weil wir nicht in der Zukunft leben.

Wenn wir uns bewusst sind, sind wir im Jetzt, da wo unser Leben sich entfaltet. Leider sind wir uns dessen nur teilweise bewusst, d. h. wir nehmen nicht alles wahr, aber das ginge auch gar nicht.

Eines Tages kam ich zur Arbeit, wie üblich war ich rechtzeitig da, um in Ruhe den Tag anzufangen. Als ich vor der Tür stand und nach dem Schlüsselbund in meiner Hosentasche greifen wollte, stellte ich fest, dass er nicht da war. Nicht in der Tasche, nicht in meiner Jacke und auch nicht im Auto. In über 30 Jahren war mir das noch nie passiert. →

Ich fasste noch einmal in die Tasche, um mein Handy zu suchen - und fand es auch. Das war ebenso seltsam, weil ich es vorher meistens nicht bei mir hatte oder es nicht aufgeladen war. Ich rief eine Kollegin an und bat sie, die Tür aufzuschließen. Während dieses Telefonates lehnte ich mich mit der Schulter gegen die Eingangstür meiner Praxis. Sie war offen! Das war sehr ungewöhnlich, denn es war Montag und die Tür war demnach am ganzen Wochenende nicht verschlossen. Ich kann mich erinnern, dass in mir ein Schmunzeln aufstieg über dieses Zusammentreffen von Begebenheiten, die einzeln schon seltsam waren, in der Kombination aber vollkommen undenkbar. Die Kollegin musste auch lachen. Dann setzte ich mich an den Schreibtisch und schaute in meinen Kalender. Zu meiner großen Überraschung hatte ich an diesem Tag frei!

Türen gehen tatsächlich dann auf, wenn wir es nicht erwarten. Den Schlüssel finden wir meistens zu dem Zeitpunkt, an dem wir aufhören, ihn zu suchen. Wenn wir Hilfe brauchen, werden wir sie bekommen, aber wir müssen darum bitten. Freiheit stellt sich nicht ein, weil wir es *wollen*.

Je bewusster wir leben, umso mehr wird der Tag zur Erfahrung. Erfahren bedeutet, dass wir weise werden durch das, was wir tun. Und es ist logisch, dass die Erfahrung wiederum sinnvoller wird, wenn wir sie bewusster erleben. Das ist der Kreislauf des Lebens.

Unsere Sinne trügen

Es ist den meisten von uns bekannt, dass unsere Augen und Ohren uns nicht die Wahrheit mitteilen. Was haben wir gesehen, wenn wir Zeugen eines Unfalls geworden sind? Ist es nicht merkwürdig, dass verschiedene Zeugen jeweils etwas anderes beschreiben? Jeder ist aber davon überzeugt, dass sein eigener Bericht die realen Geschehnisse beschreibt, das was da war. Das was wirklich *ist*, können wir aber nicht mit unseren Sinnen wahrnehmen. Wir machen mit unserem Gehirn aus den Sinnesinformationen aufgrund unserer unbewussten Programmierung unsere eigenen Bilder und Geschichten, in jeder Situation.

Erinnerst du dich noch, was du über die Intuition gelesen hast? Sie umfasst das, was wir schon wissen, wir brauchen es nicht zu denken. Das wird klar, wenn wir z. B. eine Farbe sehen. Je länger wir überlegen, ob es die Farbe ist, die wir zu sehen glauben, umso schwerer ist es, genau die Farbe zu erkennen, die wir tatsächlich sehen. Rot ist rot, da müssen wir gar nicht denken. Da gibt es nichts zwischen unserem Wissen und der inneren Gewissheit. Da ist keiner der denkt: „Das weiß ich“. Schwierige Sätze, schwieriges Thema.

Ich fahre jede Woche zweimal zum Bäcker Brötchen holen. Ich stelle den Wagen immer auf einen Parkplatz, bei dem eine Parkscheibe Pflicht ist. Das weiß ich jetzt. Vorher nicht, deswegen habe ich dort seit Jahren ohne Parkscheibe geparkt und … ohne Protokoll. Eines Morgens bog ich in die Straße ein, und es ging mir ein Licht auf, als eine innere Stimme mir sagte: "Bitte die Parkscheibe einstellen", ohne Vorankündigung, ohne den Denker, der diesen Gedanken aktiv dachte. Weil ich nicht im Jetzt war, ignorierte ich diese Intuition. Wie dumm von mir. Danach hatte ich meine Brötchen und zusätzlich einen Strafzettel. →

Dennoch freute ich mich, weil es eine relativ leichte Übung war, die mich darauf hinwies, besser auf meine Intuition (das, was wir schon wissen) zu achten. Wie soll sie sich denn entwickeln, wenn wir sie nicht beachten? Und das tun wir meist nicht. Wir sind so beschäftigt mit der Wahrnehmung über unsere Sinnesorgane, dass wir die Stimme unseres Herzens, das wirklich sieht, nicht hören.

Unsere Sinne haben sich in der Entwicklung der Menschheit gebildet. Es handelt sich um komplexe Strukturen, die hauptsächlich unserem Überleben gedient haben. Die sinnliche Welt ist entstanden aus dem **Bedürfnis**, diese Welt zu fühlen, zu sehen, zu hören, zu riechen und zu schmecken. Dieses Bedürfnis ist ein Zeichen von Mangel, dem Nichtzufriedensein mit dem **„was ist"**.

Unsere Sinne haben sich also aus einer Unzufriedenheit heraus entwickelt. Das ist eine ganz schön kalte Dusche. Wir haben einen hohen Preis gezahlt für diese Unzufriedenheit, und zwar den Abstieg in die materielle Welt, in der das „Habenwollen" und das „alles Greifbarmachen" regieren und in der die Sicht eingeschränkt ist. Aber hier ist es wie bei allem Wertvollen, manchmal müssen wir es verlieren, um seinen Wert zu erkennen.

Der Geist folgte dieser Bewegung in die Materie und begann eine Welt zu kreieren, in der er sich erfahren konnte. Diesen Prozess nennen wir Involution, das „Sich-in-die-Materie-Einrollen" mit dem Ziel, Erfahrungen zu durchleben und zu lernen.

Der Geist sollte aus diesen Erfahrungen lernen und sie wieder loslassen, um sich zu entwickeln. Der Prozess des sich „Aus-der-Materie-

Ausrollens" (Evolution, s. u.) dient dazu, die wahre Schönheit von dem „was ist" ***wiederzuentdecken***.

Etwas wiederzuentdecken, was nie wirklich verschwunden war, ist notwendig, um „Höheres" zu erkennen oder das, was wir noch nicht begreifen. Diesen Prozess nennen wir Evolution. Sie bringt uns mit ihren Zyklen des Auf und Ab Heilung und näher zum Wesentlichen.

Die Zyklen der Evolution spielen sich ab in verschiedenen Zeiteinheiten, in sehr langen kosmischen Zyklen über Milliarden von Jahren, in kürzeren Zyklen wie Tag und Nacht oder wie Ein- und Ausatmen. Die Zyklen bewusst wahrzunehmen, bringt uns näher zu uns selbst und zu der Wahrheit, die über unsere sinnliche Wahrnehmung hinausgeht. Diese Wahrheit, die unser Verständnis übersteigt, ist aber für uns nicht greifbar, denn wir können sie nicht leben als Menschen aus Fleisch und Blut - und nur das können wir sein.

So wie Jesus sagte: **„Ich bin ... der Weg.**"

Es ist der Weg in eine Welt, die für das normale menschliche Auge nicht sichtbar, für das normale Ohr nicht hörbar, für den normalen Geschmack nicht zu schmecken, für die normale Nase nicht zu riechen, für das normale Tasten nicht zu fühlen und für das normale Denken nicht zu erfassen ist.

Es ist schwierig, einfache Dinge zu glauben, das ist uns klar. Aber alles was wir wissen, haben wir zuerst einmal glauben müssen. Auch die Wörter, die du selbst sprichst. Frage dich, ob du wirklich alles glaubst, was du sagst.

Es ist eine interessante
Übung, einen ganzen Tag lang alles zu hinterfragen was du sagst:

- *„Glaube ich das wirklich selbst?"*
- *Das gilt für alles, was du sagst, aber auch für das was du nicht sagst, also nur denkst.*
- *Wahrscheinlich wirst du zukünftig vieles nicht mehr sagen, weil du es selbst nicht glaubst. Reflektiere dann auch deine Gedanken.*
- *Wo kommen sie her? Darin liegt eine große Chance für dich und deine Nächsten.*
- *Fange einfach mal an zu forschen nach der Wahrheit hinter deinen Worten.*
- *So etwas gewissenhaft durchzuführen, ist nur etwas für mutige Menschen. Es sind unsere Ängste vor der Wahrheit, die uns davon abhalten.*

Normalerweise stellen wir uns selbst nicht infrage. Es ist viel bequemer, die anderen zu kritisieren, zu beurteilen oder zu verurteilen. Hierdurch schaffen wir Abstand zu unseren Schattenseiten und fühlen uns sicher. Schaue aber in deine Welt. Magst du Menschen, die immer über andere reden? Ich glaube nicht, oder? Wie kannst du dann dich selbst mögen, wenn du das tust?

Es gibt uns die vermeintliche Sicherheit, die Kontrolle zu haben. Doch durch diese Pseudo-Sicherheit bleiben wir abhängig von unserer sinnlich erfahrbaren Welt und können nie eins werden. Und wir finden auch nicht das, nach dem wir uns so heiß und innig sehnen, die Liebe. Wirkliche Liebe hat nichts mit der sinnlichen Welt gemein, denn hier gibt es die Trennung in du und ich. Wir werden solange hierin gefangen bleiben, wie wir die Wahrheit über uns selbst nicht entdecken wollen.

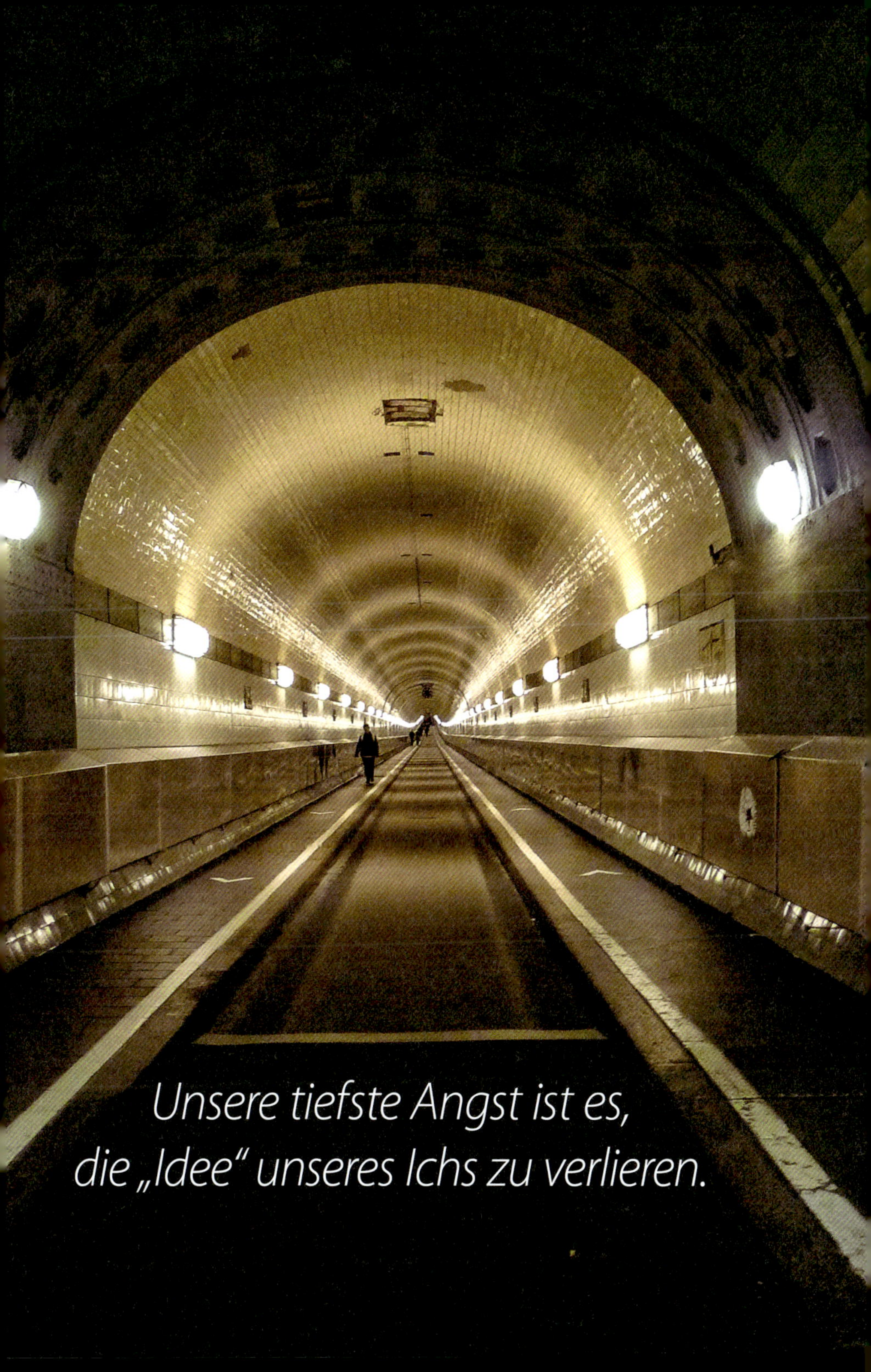
Unsere tiefste Angst ist es,
die „Idee“ unseres Ichs zu verlieren.

Die Wahrheit liegt nicht im Denken

Wir können eine Wahrheit erfahren. Wenn wir mit dem Kopf gegen eine Wand laufen, bewegt sie sich nicht nach links oder rechts. Der Aufprall tut weh, diese Erfahrung können alle machen. So verhält es sich auch mit unserer eigenen Wahrheit, sie kann genauso schmerzen. Weil deine Wahrheit sich unterscheidet von der eines jeden anderen Menschen, tut es weh, wenn wir in unserem Geist keinen Platz machen (Raum schaffen). Leider tun wir das nicht immer, und dann prallen unsere Wahrheiten aufeinander.

Wie viele Male hast du an den Seiten, die du bis jetzt gelesen hast, schon gezweifelt?
Vielleicht hast du gedacht: „Das ist nicht wahr." Oder „Das begreife ich nicht." Oder hast du dich wiedererkannt in manchen Teilen? Kamen dir vielleicht Tränen, Wut oder Schmerzen?

Es ist nicht zu leugnen, die Wahrheit tut weh, weil sie uns daran erinnert, dass wir nicht mit uns selbst verbunden sind. Dieses Abgetrenntsein von unserer letztlich nicht fassbaren Wahrheit hat Wunden in unserem tiefsten Wesen verursacht. Diese Wunden werden sichtbar im Körper, der ein Produkt unserer schmerzhaften Vergangenheit ist. Unser Geist reagiert in Form von Konflikten auf diese Schmerzen und wiederholt die Gewohnheit von Leid.

Jede Geburt, jedes kostbare Leben ist eine Chance, diese Wunde zu heilen. Für alle, auch für dich. Genauso ist das Glück, das wir erfahren, ein Produkt dieser Vergangenheit. Jedes Leid ist die Schattenseite des Glücks. Womit willst du dich identifizieren? Das ist die große Frage.

- *Es gibt also zwei Wahrheiten: deine und die deiner Mitmenschen.*
- *Was würde passieren, wenn wir nicht mehr so darauf beständen, du auf deiner und die anderen auf ihrer Wahrheit?*
- *Wenn wir in einem Konflikt alles, was wir denken und fühlen, loslassen würden?*
- *Wenn wir alle unsere Überzeugungen und Emotionen erkennen und sie gehen lassen, ihnen keine Aufmerksamkeit schenken und keine Nahrung mehr geben würden?*
- *Dann auch schließlich die Idee von "Ich" loslassen, das wäre wie Sterben, wir würden fallen. Wir würden die Tiefen unseres Wesens erkennen, die tiefste Wahrheit, in der uns die Gedanken nicht mehr stören und wo Frieden in unserem Geist entsteht.*
- *Da ist das wahre Glück, da ist die Quelle mit dem heiligen Wasser. Das Einzige, das uns davon abhält, ist unsere Gewohnheit, festzuhalten an dieser einzigartigen Pseudowahrheit, die wir den ganzen Tag hegen und pflegen, wenn wir nicht wach und bewusst in der Welt stehen. Warum halten wir uns so fest, wenn wir doch nichts zu verlieren haben?*

Was wir zu verlieren glauben, ist das Denken, unsere Gedanken, unsere Gefühle und unsere Idee von „Ich". Das ist die tiefste Angst, die wir haben. Diesem Teufelskreis geben wir Nahrung. Es gibt keinen, der sagt: „Du musst so und so denken." Es gibt keinen, der sagt: „Du musst das und das fühlen." Es gibt keinen, der sagt: „Du musst so und so sein."

Was du zu „müssen" glaubst, ist ein Produkt deiner eigenen Überzeugung, die dir zuflüstert, du seiest noch nicht das, was du bist.

Du bist schließlich der Chef deines eigenen „Ladens". Wenn du den Laden leer räumst, ist das deine Sache. Es werden aber viele kommen und sagen: „Warum kann ich nicht mehr bei dir kaufen?" Oder hat es sogar Diebe gegeben, die einfach hineinspaziert sind, so getan haben, als wollten sie nur schauen, und dann Sachen mitgenommen haben?

Wenn du schließlich nichts mehr hast, sozusagen ausverkauft bist, dann hast du nichts mehr zu verlieren.
Das ist die Krux! Das geht nicht - oder noch nicht!

Wir haben uns selbst abhängig gemacht von dem, was wir als Wahrheit verkauft haben – und sind es noch. Darüber können wir lächeln, wir sollten uns nicht ärgern, nur wundern. So haben das alle gemacht, das ist das Schöne am Leben. Wir haben alle etwas zu verkaufen und jeder ist frei zu wählen. Das sind doch gute, sehr gute Aussichten. Wir können alles nutzen, was uns der liebe Gott geschenkt hat. Wir sollten nur nicht den Gedanken hegen, es sei „unser" oder „mein".

Hast du ein eigenes Haus?. Wenn nicht, stelle es dir einfach vor. Wenn du Kinder fragst, haben die meisten von ihnen den Wunsch, einmal ein eigenes Haus zu besitzen. Das ist ein phantastischer Wunsch. Hoffen wir, dass er in Erfüllung gehen möge. Aber was ist ein eigenes Haus? Du baust doch kein Haus, um es abreißen zu lassen, wenn du weggehst. Es soll möglichst noch vielen Menschen ein Heim bieten. Das bringt dir großen Gewinn, weil dadurch dein Haus kostbar ist. Wenn du jedoch eines Tages stirbst und nicht mehr darin wohnen kannst, ist es nicht mehr dein Haus, dann wird es das Haus von jemand anderem. Also war das nur eine „Mein-Haus"-Idee. Warum legen wir dann so viel Wert auf diese Idee? Das bringt doch nur Probleme. Es wäre besser, das Haus gut zu pflegen, damit eines Tages andere darin glücklich werden können. Damit lebt es sich doch viel einfacher, oder nicht?

Wir können verändern

Wollen wir eine Veränderung in unserem Leben bewirken, wäre es sinnvoll, vorher einige Fragen zu klären.

- *Warum wollen wir etwas verändern?*
- *Was verändert sich?*
- *Wodurch verändert sich etwas?*
- *Womit verändern wir es?*

Warum wollen wir etwas verändern? Es ist gut und sinnvoll, darüber nachzudenken und zu meditieren. Wir wollen etwas verändern, weil wir nicht glücklich sind. Das bringt uns dazu, darüber zu reflektieren, was Glück ist. Wir erkennen die Tatsache, dass sich alles sowieso ändert. Sowohl unser Glück als auch unser Leid dauern nicht ewig. Warum sollen wir dann etwas ändern? Denke diese Frage durch und durch. Das bringt dich zur nächsten Frage.

Was verändert sich? Wenn sich sowieso alles verändert, kommt dann nicht die Frage auf, warum und wieso passiert das „automatisch"? Was sich verändert, ist nur **deine eigene Perspektive**. Damit ändert sich „automatisch" aber auch die Welt, die du wahrnimmst. Es dreht sich im Kreis. Wenn nur meine Perspektive sich ändert, wäre es doch sinnvoll, daran zu arbeiten, meine Welt zu verändern.

Dann erhebt sich die Frage: *Wie kannst du etwas wirklich ändern?* Durch **Wiederholung**. Wenn wir nur eine Woche lang Geduld üben, bringt das nichts. Um einen Diamanten zu schleifen, braucht man auch das richtige Werkzeug und große Ausdauer. Wir können zwar mal eine Pause machen, aber die Arbeit geht weiter, bis der Stein von allen Unebenheiten befreit ist. Auf uns bezogen bedeutet das: *Wodurch ändern wir uns, welche Instrumente nutzen wir?*

Diese Instrumente sind:

- *die Weisheit, die die folgenden fünf anderen Instrumente immer begleitet,*
- *die Einsicht, sich mit dem Wesentlichen zu beschäftigen (Konzentration),*
- *die Kraft der Geduld,*
- *die Offenheit und das Vermögen, zu lernen und Neues zu erfahren,*
- *das Fähigkeit, zu geben,*
- *das Richtige zu tun.*

Die Weisheit, die alles begleitet, ist wie der Flügel eines Vogels. Die anderen fünf Instrumente bilden den anderen Flügel. Wenn wir z. B. versuchen, Geduld zu üben, bedeutet das nicht, dass wir immer erst an zweiter Stelle kommen. Für Gott sind wir sowieso alle die Nummer eins. Es heißt auch nicht, dass wir uns von anderen überfahren lassen müssen. Wir sollten aber auch keine Egoisten sein. Die Kunst ist, immer die Balance zu finden zwischen dem was wir wollen, was unser Herz spricht, und dem was durch äußere Bedingungen möglich ist.

Das Leben wird einfacher, wenn wir offen sind für Neues. Wir können von jedem Menschen etwas lernen. Nicht nur die Intelligenten unter uns besitzen Weisheit. Einfache Menschen werden in ihrem Glücklichsein oft weniger durch Intelligenz gestört. Sie können zwar manche Dinge nicht verstehen, dafür vielleicht aber besser fühlen.

Die Fähigkeit, zu geben, hat damit zu tun, dass das Glück anderer wichtiger ist als unser eigenes, aber das bedeutet nicht, dass wir alles weggeben sollten. Es gibt Menschen, die besser nehmen können. Hier gibt es Übungsmöglichkeiten für die Qualitäten „Weisheit“ und „das Richtige“ zu tun.

Das Richtige zu tun ist auch eine heikle Sache. Was heute richtig ist, kann morgen falsch sein. Wir alle wissen, dass manche Verhaltensweisen nicht richtig sind. Und dennoch muss man manchmal etwas tun, was nicht richtig ist, um Schlimmeres zu verhindern.

All diese Instrumente können wir zu spielen lernen. Das konsequente Üben wird uns langfristig zufriedener und glücklicher machen. Nach und nach werden wir sehen, dass das Leben kein Ziel hat, sondern dass das Leben selbst das Ziel ist.

Was ist Meditation

In allen Zeiten und allen Kulturen haben Menschen versucht, die Wahrheit über das Leben und das Leiden herauszufinden. Manche haben vielleicht diese Wahrheit gefunden, andere vielleicht nicht oder sie sind noch weit davon entfernt. Ob wir erfolgreich werden in dem was wir tun, hängt von der **Methode** ab, **die wir anwenden**.

In der Zwischenzeit wissen wir alle, dass unsere Augen uns betrügen. Es ist ganz einfach zu verstehen, wenn wir beispielsweise eine Landschaft durchs Fernglas betrachten. Alles erscheint viel grösser und näher als es unser Sehorgan wahrnimmt. Auch eine Blume sieht ganz anders aus, wenn wir sie durch ein Makroobjektiv anschauen. Unsere Methode bestimmt demnach, auf welche Weise wir Dinge sehen und verwirklichen können. So wie sich unser Verständnis von Blumen ändert, wenn wir einmal die Makroaufnahme einer Blume gesehen haben.

Außerdem müssen wir **genug Energie** haben, um das, was wir mit dieser Methode herausfinden, auch zu verkraften und umzusetzen. Wenn wir einen Baum fällen möchten und nach ein paar Schlägen mit der Axt schon müde sind, schaffen wir unsere Aufgabe wahrscheinlich nicht.

Schaue in dein Leben. Du willst doch erfolgreich sein, oder? Reich an Erfolg heißt das wörtlich. Was du auch machst, eine gute Mutter sein, deinen Job erfolgreich ausüben, erfolgreich in Musik, bei deinem Hobby oder wobei auch immer, tue es. Der Erfolg stellt sich ein, wenn du alles mit Hingabe machst, mit der richtigen Methode, mit genug Energie, mit Geduld, mit Disziplin, mit Konzentration. So bleibst du bei der Sache, die du dir vorgenommen hast. Das ist eigentlich wie wahre Meditation. Wir können das leider nicht von Hause aus, wir müssen es üben, zuerst im Alltag, dann wie ein Profi. Ein Fußballprofi beispielsweise beginnt seine Karriere als Kind auf der Straße, dann spielt er im Club, wird immer besser und steigt auf in die Nationalmannschaft. Der Erfolg kommt, wenn er am Ball bleibt. Ob ein Mensch jedoch den Zustand „erfolgreich" ändern kann in „reich an Erfolg", ist die Frage, auf die wir durch Meditation eine Antwort finden.

Am Anfang dieses kleinen Buches haben wir über die Lüge gesprochen, die wehtut. Wenn wir die Wahrheit ausfindig machen, müssen wir genug Vertrauen in uns selbst haben, um die Lüge zu beenden und uns nicht wieder darin zu verlieren. Meditation ist eine bewährte Methode, um diese Wahrheit zu finden. Was Meditation ist, kann man schwer in Worte fassen. Eine gute Analogie ist die Geschichte von der Seife. Meditieren oder das In-sich-Hineinschauen, um herauszufinden, was unser Leid verursacht, ist vergleichbar dem Waschen und Einseifen unseres Körpers, wenn wir ihn vom Alltagsschmutz reinigen. Meditieren ist das Reinigen unseres Geistes. Wenn wir uns waschen, dürfen wir nicht zu fest reiben, sonst wird die Haut verletzt. Reiben wir zu wenig, bleiben wir schmutzig. Wenn unsere Verschmutzung groß ist, müssen wir fester schrubben. Je sauberer wir sind, umso weniger brauchen wir zu reinigen. Wichtig ist das regelmäßige Waschen – und dann mit dem rechten Maß – weder zu stark noch zu schwach.

Es ist vielleicht sinnvoll zu benennen, **was Meditation nicht ist**. Sie ist kein Ziel an sich. Es sollte z. B. nie das Ziel sein, ein „guter Meditierender" zu werden.

Wenn wir meditieren, tun wir das, weil wir etwas üben, das wir nicht können. Also gehen wir es nicht mit Hochmut an, sondern mit Demut.

Meditation ist keine Methode, die uns hilft, besser zu schlafen. Das kann zwar eine angenehme Nebenwirkung sein, aber wir sollten eigentlich wach werden. Der Geist macht normalerweise was er will. Wenn wir meditieren, tun wir das nicht, um dem Geist zu folgen, sondern um ihn zu beobachten.

Es gibt verschiedene Formen von Meditation. Es gibt also nicht die beste Meditation, sondern nur die für dich am besten geeignete Form. Die Kunst ist, das herauszufinden. Das kann schwierig sein und ist von deiner Entwicklung abhängig. Je weiter wir sind, desto wichtiger ist es, einen guten Lehrer zu haben.

Meditieren ist nicht, auf einem Stuhl oder im Lotussitz auf der Erde zu sitzen und OM zu singen. Das ist zwar sehr gut für den Geist, aber es ist keine Meditation. Um zu meditieren brauchen wir keine außergewöhnlichen Qualitäten zu besitzen wie z. B. eine besondere Intelligenz. Meditation ist keine Methode, um besonders erfolgreich zu werden. Sie verleiht keinen Status oder etwas Ähnliches. Meditation ist nichts Heiliges, vor dem wir besonderen Respekt haben müssten. Alle

Menschen verdienen gleich viel Respekt. Menschen die meditieren sind keine Heiligen. Man muss nicht unbedingt in den Lotussitz gehen, um meditativ zu sein. Es gibt Menschen, die brauchen das nicht mehr zu üben, sie *sind* das schon. Wir Normalsterblichen wissen aber nicht, wer das ist. Nur wenn du selbst so weit bist, weiß du das. Wie ein Profifußballer. Er weiß, was er dafür getan hat. Und ein normaler Fußballer ist nun eben kein Profi.

Meditieren ist eine Übung, um herauszufinden, wie schön das Leben sein kann, wenn wir denjenigen gefunden haben, der sich versteckt hat hinter der Maske unserer Wut, unseres Neides, unseres Stolzes, unserer Schuld, unserer Eifersucht und aller negativen Emotionen, die wir uns vorstellen können. Sie sind die Plünderer der Bank unseres inneren Friedens. Unter dieser Maske versteckt sich der Geist, der sich mit aller Macht so darzustellen versucht, als sei er unser bester Freund. Tief versteckt in unserem Geist haben wir alle zwei Gesichter: Ein wahres Gesicht, das keine Maske trägt, das aufbaut, strahlt, sauber macht, innerlich reich und leicht macht. Dazu müssen wir tief graben. Wir haben dieses wahre Gesicht gut versteckt, aber es ist immer da und weiß Bescheid. Und es gibt das Gesicht der Lüge mit einer Maske der Wut, des Neides usw., das schwächt, innerlich arm, verdorrt und grau macht.

Meditation nutzt die Energie des Geistes, um dies zu unterscheiden. Sie ermöglicht uns, den Menschen zu finden, der sich tief in unserem Geist versteckt. Dafür brauchen wir viel Mut. Das Gesicht der Lüge ist ein Meister der Irreführung, und wir gehen diese Irrwege, wenn er uns verführt. Meditation erschafft die Freiheit, ihm in die Augen zu schauen und uns davon zu verabschieden.

Ohne Nähe zu anderen kann keine Liebe wachsen.

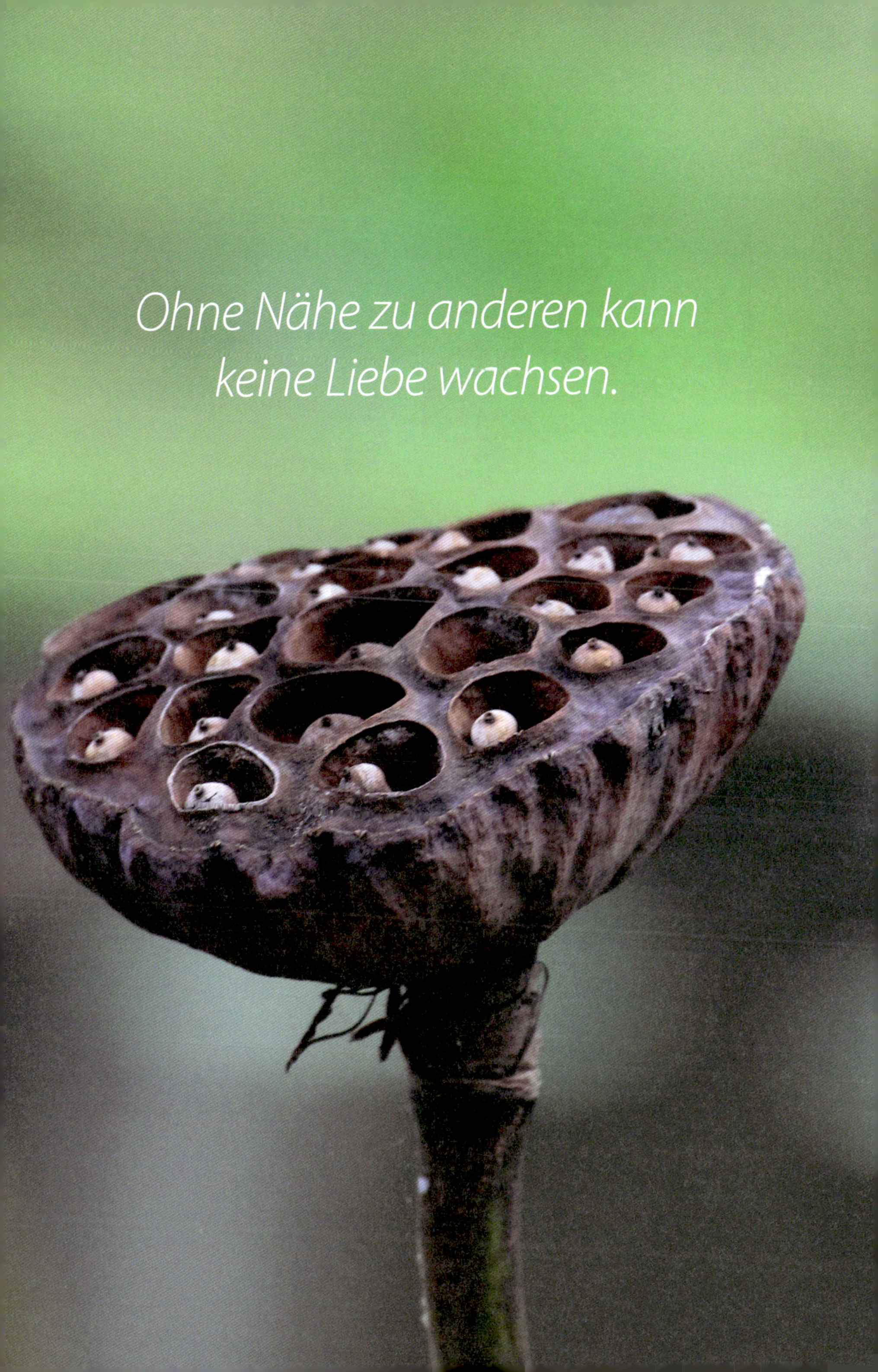

Dich selbst lieben

Ein junger Mann kommt zu einem Weisen. Sehr traurig und bedrückt ist er, denn er hat vor Jahren seine Frau verloren, die seine große Liebe war. Er ist nicht in der Lage, sein Leben wieder in die Hand zu nehmen. Der Weise schaut ihm voller Mitgefühl in die Augen und sieht, dass er sehr leidet. Sie schweigen eine lange Zeit und der junge Mann fühlt sich allmählich unbehaglich. Er ist gewohnt, dass die Menschen ihm Mitleid entgegenbringen, das kennt er, da fühlt er sich verstanden. Der Weise legt seine Hand auf die Hand des jungen Mannes und fragt ihn, was er verloren habe. Der Mann ist etwas verwirrt durch die Frage, erzählt aber nach einiger Zeit, er habe seine große Liebe verloren. Der Weise schaut ihn mit seinem tiefen Blick an und fragt ihn, wie es möglich sei, dass er etwas habe verlieren können, was ihm nicht gehört habe. Der junge Mann findet keine Antwort auf diese Frage, aber irgendwie erleichtert nimmt er Abschied von dem Weisen.

Liebe ist etwas Besonderes. Sie ist die Kraft hinter allem was heilt. Trotzdem sind wir nicht wirklich erfolgreich in dem Versuch, sie in unserem Leben zum ständigen Begleiter zu machen. Vielleicht bedeutet ja der Spruch „Der Weg ist das Ziel und das Ziel ist der Weg", dass der Begleiter den Weg bestimmen sollte und nicht wir selbst. Sich selbst zu lieben würde dann bedeuten, dass das Unbekannte den Weg bestimmt. Das Unbekannte können wir nur dann finden, wenn wir das Bekannte loslassen. All unsere eigenen Gedanken, Gefühle, Emotionen, unsere Schmerzen und das Gewissen sind das Bekannte. In einem Zustand von Leid, Ärger, Trauer oder bei anderen Verstimmungen greifen wir immer nach dem Bekannten. Gerade hier liegt der Schlüssel zu der Tür, die unseren Weg freimacht und hinter der unser unbekannter Begleiter auf uns wartet: der Weg zur Liebe in uns selbst. Da wird Heilung zur Selbst-Heilung. Da gibt es kein Ich das liebt, nur Liebe, die keinen Namen hat.

Wann können wir als Menschen wirklich sagen, dass wir uns selbst lieben? Ist es die Liebe, die wir spüren für uns selbst als Person? Wenn du dich als Person lieben willst, musst du dich ganz kennen. Deine tiefsten Geheimnisse sollen an die Oberfläche kommen, sonst ist deine Liebe nicht ganz und wahrhaftig. Dich selbst zu kennen ist nur möglich, wenn du andere so nah an dich herankommen lässt, dass sie dir deine verborgenen Seiten zeigen. Ohne diese Nähe zu anderen kann keine Liebe entstehen. Wo Liebe wachsen will, kann nicht mehr getrennt werden in du und ich. Das Du und Ich sind nur Fahrzeuge auf dem Weg zu wahrer Liebe. Wenn wir uns das bewusst machen, wird Meditation keine Übung, sondern ein Zustand des Geistes, der ohne Anstrengung jede Begegnung im Alltag zu einem Geschenk macht.

Übung in Liebe und Selbstheilung

- *Nimm dir vor, die Liebe zunächst in dir selbst zu finden. Dabei kannst du nur von dir selbst enttäuscht werden.*
- *Beobachte in einem Gespräch mit anderen deine eigenen Gedanken, deine Gefühle, deine Emotionen. Sie alle sind das Bekannte. Es ist alles MEIN, das dich daran hindert, deinen Begleiter zu finden. Beobachte den Kampf, der in der wütet, wenn du deine Meinung loslässt.*
- *Beobachte, wie dein Geist versucht, dir das Bekannte vorzuspielen.*
- *Armes Ich, ich habe kein Recht, ich fühle mich schuldig, ich werde betrogen, ich fühle mich verletzt, ich werde krank, ich habe die Nase voll, ich will am liebsten weglaufen.*

- *Ich mache dich fertig, ich will schreien vor Wut, ich, ich, ich und noch einmal ich.*
- *Lasse nicht nach in der Konzentration auf den Wunsch, deinen Begleiter zu finden.*
- *Wenn es irgendwann ganz, ganz still wird, wenn die Stille fast wehtut, dann wird dein unbekannter Begleiter auf dich warten. Du wirst die „nackte Wahrheit" umarmen und weinen vor Glück und vor Schmerz.*

Zusammenfassung

- *Um das zu finden was wir suchen, müssen wir das Bekannte hinter uns lassen. Das heißt nicht, dass wir vor dem Bekannten weglaufen oder es ablehnen sollten. Und es bedeutet nicht, dass wir unsere Augen davor verschließen können.*
- *Es reicht nicht aus, wenn wir nur Einsichten und Erkenntnisse finden. Zu verstehen, dass Leiden verursacht wird durch die Reaktion auf äußere Einflüsse, ist nicht genug. Nur das Wissen allein ist wie ein Pkw ohne Sprit. Wir müssen die Einsichten praktizieren, um unseren Geist zu schulen.*
- *Es erfordert Mut, die Einsichten und Erkenntnisse, die wir uns erarbeiten, im Alltag anzuwenden. Dieses Üben ist das Leben. Damit erschaffen wir Vertrauen, Geduld, Weisheit, Kraft und sehr viel positive Energie.*
- *Übung macht den Meister. Und Faulheit macht müde. Es ist eine Illusion, wir würden vom Arbeiten müde. Müdigkeit entsteht vielmehr, wenn wir nicht das tun, was die höchste Priorität hat, das was das Beste ist für alle. Von dieser positiven Energie können wir profitieren, wenn wir beim Üben einmal hinfallen und uns wehtun.* →

- *Was wir hinter uns lassen, sind unser Ärger, unsere Ungeduld, unsere Schuld, unsere Ängste, unsere Schatten, das heißt unsere wahren Feinde.*
- *Unsere Ernte von heute sind die Früchte von gestern, vorgestern, dem vorigen Jahr, dem vorigen Leben - sowohl die guten als auch die schlechten. Betrachte dein Leid als den schlechten Samen von gestern, auch er wird verdorren.*
- *Trauere nicht, weil es anderen vielleicht besser geht. Du weißt nicht, was noch kommt. Und die wirkliche Schönheit liegt innen.*
- *Sei darauf bedacht dass „reich an Erfolg" zu sein manchmal andere Leute eifersüchtig macht. Habe keine Angst, auch dann nicht, wenn sie dich angreifen.*
- *Die einzige Angst, die wir beachten sollten, ist die Angst, unseren inneren Frieden zu verlieren.*
- *Lasse dich nicht von Angst bestimmen, sondern kontrolliere du deine Angst. Du bist der „Chef".*
- *Liebe wirst du nicht finden. Die Liebe findet dich, wenn du bereit bist, dich für sie zu öffnen.*
- *Freue dich über das Glück, das andere erarbeitet haben, ebenso wie über dein eigenes.*

Körperliche Symptome als Möglichkeiten ansehen, statt darunter zu leiden

In diesem Abschnitt wollen wir nicht über Krankheiten im Sinne einer medizinischen Einteilung sprechen.
Wie wir in einem der vorigen Abschnitte erfahren haben, beinhaltet der Name einer Krankheit eine gewisse Art von „Stempel". Dazu gehören auch umgangssprachliche Redewendungen wie „Ich habe eine Grippe", was uns direkt zum Besitzer dieser Krankheit abstempelt. Was ist dadurch in unserem Geist passiert? Wir haben dieses Konzept im Laufe vieler Generationen verinnerlicht und ihm erlaubt, von unserer Geisteshaltung Besitz zu ergreifen, sie zu formen. Eine Grippe wird so zu einem eigenständigen Phänomen, das an sich nichts anderes ist als eine Störung unserer Gesundheit. Das ist kein Grund dafür, Angst zu entwickeln, die schlimmer werden kann als die Krankheit selbst. Diese sogenannten Nebenerscheinungen einer Krankheit machen uns manchmal mehr Probleme als die Krankheit. Eine Krankheit braucht selbstverständlich eine medizinische (heilkundliche) Versorgung, Medikamente oder eine Operation.

Eine Krankheit hat aber eine tiefere Ursache. Nicht jeder, der mit Grippeviren in Kontakt kommt, steckt sich an und entwickelt exakt gleiche Symptome. Die Gründe hierfür sind schwierig zu verallgemeinern, denn wir Menschen sind verschieden, also werden wir auch bei scheinbar gleichen Krankheiten unterschiedlich reagieren.

Das folgende Kapitel ist wie ein Leitfaden zur Entschlüsselung dieser Variablen zu verstehen. Eine Reihe häufig vorkommender Symptome und ihre mögliche ganzheitliche Deutung sind darin beschrieben. Mit diesen Hinweisen stehen jedem individuell seine eigenen Möglichkeiten der Reflexion und Selbsterforschung offen.
Wenn dich eine Frage trifft (betroffen macht), werte das als Antwort

deines "Körpergedächtnisses". Du kannst die Frage tiefer erforschen und durchfühlen. So lernst du dich selbst besser kennen und wirst einen Weg finden, deinen Symptomen ihren Platz zu geben gemäß den emotionalen und mentalen Ursachen. Du lernst eine Verbindung zu knüpfen zwischen physischen Erscheinungen und deren nicht-stofflichen tieferen Gründen.

Unser Körper ist ein Behälter. Ohne den Besitzer ist er nur eine Hülle. Eine der größte Sicherheiten die wir haben ist, dass unser Körper bei uns bleibt bis zum Ende. Alles was wir besitzen, sogar unsere besten Freunde, können wir verlieren, aber unseren Körper verlieren wir nur durch den Tod. Es ist deswegen berechtigt zu fragen, warum unser Körper nicht die Wahrheit sprechen sollte, auch wenn wir leiden und Schmerzen haben bei körperlichen Krankheiten. So können wir Krankheitssymptome positiv nutzen, um heiler zu werden. Hat sich der Besitzer einmal von seinem Körper getrennt, gibt es keinen Weg zurück. Wenn wir dem Tode nahe sind, sind wir oft nicht mehr in der Lage, uns mit solchen Dingen zu befassen. Vielleicht sind wir zu müde oder stehen unter Einfluss von starker Medizin.

Es gibt natürlich Nahtoderfahrungen; in diesen Fällen ist der Körper immer noch mit dem Besitzer verbunden. Wenn das so ist, können wir annehmen, dass **der Körper** nie lügen wird und **unser bester Freund ist, wenn wir ihn als solchen erkennen**. Er gibt uns nur zurück, was wir hineingegeben haben, auch unwissentlich, genauso wie die Erde uns gibt, was wir säen.

Körperliche Krankheitssymptome sind Signale, die uns lehren können, den Besitzer zu verstehen. Das ist nicht einfach, aber die Tatsache, dass du dieses Buch liest, ist ein Beweis dafür, dass du schon ein gewisses Maß an Fähigkeiten besitzt und den Wunsch hast, etwas zu ändern. Diese Fähigkeiten können wir entwickeln, indem wir unvoreingenommen auf diese Signale hören. Unvoreingenommen bedeutet, dass wir keine vorgefasste Meinung haben und uns nicht leiten lassen von irgendwelchen Konzepten über Krankheiten. Das ist nicht ohne Risiko, weil wir Gefahr laufen können, die Signale falsch zu interpretieren. **Im Zweifelsfall sollten wir immer jemanden um Hilfe bitten, dem wir vertrauen**. Das kann ein Arzt sein, ein Therapeut oder jemand anders, mit dem wir in der Vergangenheit positive Erfahrungen gemacht haben. Wichtig ist, dass unser Vertrauen gestärkt wird, **sonst sollten wir eine zweite Meinung einholen**. Kein Mensch auf dieser Erde weiß alles.

Dein Körper ist entstanden aus einer Zelle. In dieser Zelle ist alles vorhanden und alles miteinander verbunden. Und es bleibt alles in Verbindung, auch im „fertigen" Körper. Auch das Gehirn empfängt Signale vom Besitzer. Das heißt, das Gehirn ist nur eine Art Übersetzer, es weiß selbst nichts. Du musst ihm die richtige Information geben. Das ist eine große Kunst bei der „Meisterschaft im Leben". Weil alles miteinander verbunden ist, entsteht der Schmerz oft nicht an der Stelle, an der du ihn fühlst. Letztendlich muss dein ***Gehirn*** **„verstehen", woher der Schmerz kommt**. Wenn jemand anders das versteht, ist das wunderbar, aber es hilft dir nicht.

In den nächsten Absätzen möchten wir einen Leitfaden erstellen. **Zusätzlich zur bekannten medizinisch-technischen Hilfe** unseres Heilwesens zeigt er einen Weg auf, mit dem du dir selbst helfen kannst.

Schulterprobleme

Es ist ein Irrtum zu glauben, Schulterschmerzen entständen in der Schulter. Achtzig bis neunzig Prozent der Schulterprobleme kommen von anderen Körperregionen oder von emotionalen oder mentalen

Blockaden. Medizinisch kann es zwar sein, dass z. B. eine Verkalkung in einer Sehne besteht oder sich eine Kapsel entzündet. Damit wollen wir uns hier aber nicht befassen, das gehört in die Hände der Ärzte oder Therapeuten.
Wir versuchen aber mit diesem Leitfaden, das Potenzial in uns selbst zu entdecken. „Unter" der verkalkten Schulter kann z. B. eine ständige Spannung in einer Sehne den Körper dazu veranlassen, Kalk in der Sehne abzulagern. Spannung ist ein Missverhältnis zwischen verschieden Teilen im Körper. Spannung kann sich in der Schulter manifestieren. Kalk als dichtes, festes Material ist ein Bild, eine Maßnahme des Körpers, Stauung, Festigkeit oder Verhärtung im seelischen Bereich zu signalisieren.

Höre immer auf deinen Schmerz. Jeder Schmerz ist eine „Er-Innerung". Dein Körper lädt dich auf diese Weise ein, etwas zu suchen, was versteckt ist.

In unserem ersten Buch "Heilung – von Methode zu Bewusstsein" steht ausführlich beschrieben, wie sehr unser Unterbewusstsein ständig Gewohnheiten und Glaubenssätze reproduziert - bis hin zur Selbstvernichtung. Hier sei nur kurz angedeutet, welche fatalen Auswirkungen auf uns Menschen Gewohnheiten wie der Genuss von Nikotin, Alkohol, Drogen oder Extremsportarten u.v. mehr haben können.

Letztendlich ist Heilung das Bewusstwerden dieser somatisierten (verkörperlichten) unbewussten Glaubensüberzeugungen, durch das wir sie umprogrammieren in Richtung einer gesünderen Lebensweise.

Deine Schulter besteht aus Gelenkanteilen. Gelenke sind Strukturen, die Bewegung ermöglichen und trotzdem etwas verbinden. Die Schulter hat eine sehr starke Verbindung mit dem Herzen, aber auch mit anderen Organen. Schulterprobleme können ein Wegweiser sein zu versteckten Organproblemen. Die Schulter lässt dich greifen, sie macht es dir möglich, etwas zu berühren. Durch sie kannst du in Kontakt kommen mit dem, was du (be)greifen willst bei dir selbst oder anderen. Wenn wir zu viel (be)greifen wollen, verlieren wir den Kontakt mit unserem Herzen und unserem wahren Selbst. Es gleitet uns aus den Händen.

Frage dich selbst:

- *Womit will ich gerne in Verbindung kommen oder Kontakt haben?*
- *Was tut mir weh in der Verbindung mit anderen oder mir selbst?*
- *Was fehlt mir in der Verbindung mit mir selbst oder meinen Nächsten?*
- *Warum kann ich mein Herz nicht öffnen? (Gemeint ist hier: Warum kann ich den Weg zu meinem Herzen nicht öffnen?)*
- *Wo ist der „Schlüssel" zu meinem Herzen (Schlüsselbein-Probleme)?*
- *Warum finde ich es wichtiger, dass andere mich lieben, statt bei mir selbst anzufangen?*

Versuche diese Fragen nicht mit deiner Ratio zu beantworten. Lasse sie wie ein Echo in deinem Alltag wirken. Akzeptiere, dass die Fragen dich berühren und manchmal wehtun. In jeder Situation, in der es schmerzt, erinnere dich an die Fragen und lasse sie wirken statt aktiv daran zu arbeiten. Die Antwort kommt, wenn du sie nicht erwartest und wenn du dich dafür öffnen kannst. Das Unbekannte spricht aber nur mit dir, wenn du still bist, wenn dein Verstand aufhört zu plappern. In der Begegnung mit anderen wirst du dann deine Arme ausbreiten und das Unbekannte umarmen.

Hüftprobleme

Hüftgelenke sind stabile Gelenke. Sie tragen dein Gewicht. Sie machen es möglich, dass du fortschreitest auf deinem Weg. Sie haben eine enge Verbindung mit dem Becken, der Quelle deiner Herkunft und deiner Wurzel, den Geschlechtsorganen und den Nieren.

Frage dich selbst:

- *Welche Konflikte habe ich mit meinen Eltern oder meiner Familie?*
- *Bin ich in Liebe gezeugt?*
- *Welche existenziellen Ängste bedrücken mich (das können auch Ängste vor Krankheiten sein)?*
- *Will ich vor etwas weglaufen?*
- *Was „blockiert" meinen Lebensweg?*

Stelle dir nur diese Fragen, antworte nicht. Die Fragen werden dein Bewusstsein öffnen. Vielleicht machen sie dir Angst. Jemand, der nicht alleine gehen kann, braucht vielleicht vorübergehend einen „Gehstock". Habe keine Angst, sondern übe Vertrauen, indem du andere bittest, deine Ängste mit dir zu teilen.

Meide die Menschen, die dir sagen, sie hätten keine Angst. Menschen, die wirklich keine Angst haben, helfen dir und reden nicht nur davon, sie machen sich nicht größer als sie sind. Menschen, die dir wirklich helfen, geben dir Vertrauen und unterstützen dich bei der Lösung deiner Probleme, statt dich abhängig zu machen.

Knieprobleme

Kniegelenke sind sehr instabile Gelenke. Ohne die Führung von Muskeln und Bändern haben sie keinen Halt. Im Gegensatz zu den Hüften, die sehr stabil sind, schlackern sie bei unzulänglicher Führung aus der Basis, dem Becken. Es bedarf eines sehr guten Zusammenspiels der Kräfte, die wir der Erde beim Gehen und Laufen geben, und denen, die von der Erde zurückkommen.

Frage dich selbst:

- *Ich bin zwar auf meinem Weg, aber glaube ich wirklich an mich selbst oder bin ich unsicher und zweifle in schwierigen Situationen?*
- *Will ich vielleicht „Dinge übers Knie brechen"?*
- *Kann ich umkehren, wenn ich einsehe, dass ich einen falschen Weg eingeschlagen habe?*
- *Wie verhalte ich mich, wenn mein Leben in eine Sackgasse gerät?*
- *Treibe ich vielleicht zu viel Sport als Flucht, laufe ich weg vor mir selbst?*
- *Wollen mich meine Knie vielleicht zwingen, eine Pause zu machen?*
- *Sage ich dann auch Stopp und schaue mir meine „Sackgasse" an?*
- *Kann ich, wenn es meine tiefsten Gefühle betrifft, auf jemanden zugehen und ohne Zweifel an mir selbst der anderen Person meine Gefühle nahebringen?*

Wirbelsäulenprobleme

Die Wirbelsäule ist die zentrale Achse unseres Lebens. Sie ist beweglich und flexibel und schützt zuverlässig unser Nervensystem. Der Begriff **Wirbel**-Säule beinhaltet, dass Stabilität vorhanden ist, obwohl etwas wirbelt. Tatsächlich „wirbelt es" innerhalb des Wirbelkanals auf und ab in alle Richtungen. Alles bewegt sich von außen nach innen und umgekehrt, aber auch von oben nach unten und umgekehrt. Die Wirbelsäule sollte eine stabile Mitte sein in der Kommunikation mit uns selbst uns anderen. Diese Kombination macht es möglich, dass wir uns um eine sichere, gleichzeitig bewegliche Mitte frei bewegen.

Die Informationen aus der Außenwelt kommen alle über die Wirbelsäule herein. Innerhalb der Wirbelsäule verläuft ein „Kanal", durch den wir die Information nach oben und unten, zu und von unserer zentralen Schaltstelle, dem Gehirn, leiten. Dadurch werden wir uns der Gefühle bewusst, die aus unseren Bewegungen in der Außenwelt und Innenwelt (dem Körper) kommen. Die verschieden Wirbelkörper sind über die Faszien[1] mit dem System des Bindegewebes verbunden. Die Matrix des Bindegewebes ist ein Informationsnetz, das uns Auskunft gibt über unsere emotionale Verfassung. Wenn Wirbel blockieren, kann der Grund in der Spannung liegen, die wir erleben, wenn wir nicht in unserer Mitte sind. Wenn wir uns z. B. selbst unter Druck setzen, auch geistig, bewegen wir uns nicht locker und verlieren unsere Mitte. Die Wirbelkörper werden in ihrer Dynamik gestört, was zu Beschwerden führen kann. Auch unsere inneren Organe sind über die Faszien (Bindegewebe und Nerven) segmental mit den Wirbelkörpern verbunden. Jedes Organ spiegelt uns bestimmte Emotionen (siehe Kapitel „Organe und Emotionen").

1 Faszie: Bindegewebige Hülle, die Muskeln und Muskelgruppen umhüllt

Kreuzdarmbeingelenke (Iliosacral-Gelenke)

Das Kreuzdarmbein ist die Schaltstelle zwischen unserer Basis und dem aufrechten Gang als Mensch. Mit Basis ist hier die Verbindung zu unserer Erde gemeint. Das Aufgerichtetsein auf zwei Beinen verbindet uns mit dem Himmel. Beide Bilder stehen damit auch für die Symbolik weiblicher (Erde) und männlicher Energie (Himmel) in uns. Das Kreuzdarmbeingelenk bildet das bewegliche Fundament zwischen dem „stabilen Stehen" im Leben und gleichzeitig der Evolution als Mensch. Das Kreuz gilt als Symbol des Gleichgewichts zwischen dem Leben als Mensch aus Fleisch und Blut einerseits und der spirituellen Entwicklung (Bewusstseinserweiterung) andererseits.

Vor dem Kreuzbein liegen unsere Sexualorgane, die auch mit der „Heiligkeit" der sexuellen Kräfte zusammenhängen. Auch das letzte Stück des Dickdarms („Loslassen fester Bestandteile") hat eine Verbindung mit dem Kreuzbein. Und Impulse, die „von oben" kommen, werden über die Kreuzdarmbeingelenke nach unten geleitet. Hierdurch erhalten wir eine gute, stabile Flexibilität an unserer Basis; wir fühlen uns durch „höhere Kräfte" beschützt.

Bei Kreuzdarmbeinproblemen frage dich selbst:

- *Welchen existenziellen Problemen will ich nicht ins Auge sehen?*
- *Fühle ich mich gut „geerdet" und gleichzeitig flexibel in meiner Grundeinstellung?*
- *Wie sehr bin ich angehaftet an existenzielle Dinge (Angst davor, zu wenig Geld zu haben, den Job oder den Partner zu verlieren)?* →

- *Kann ich mich spirituell entwickeln, auch wenn ich mit beiden Füßen auf der Erde stehe?*
- *Bin ich vielleicht zu geerdet und nehme alles zu ernst, auch mich selbst?*
- *Bin ich sehr abhängig von Sexualität? Bin ich vielleicht zu offen, kokettiere ich mit der Sexualität? Oder bin ich zu verschlossen und habe Angst, meine Wünsche zu äußern?*
- *Treibe ich zu viel Sport als Kompensation von Mangel bzw. Stagnation der Entwicklung?*
- *Bewege ich mich entspannt in meinem Leben oder bin ich sehr abhängig von Sicherheiten?*

Lendenwirbelsäule

Die Lendenwirbelsäule macht es uns möglich, über längere Zeit ganz aufrecht zu stehen. Das steht im Gegensatz zu anderen Säugetieren. Wenn die Lendenwirbelsäule ein zu starkes Hohlkreuz aufweist, sind wir etwas näher am Boden, also erdnäher. Wir sind mehr in der Involution, das heißt wir haben mehr Bezug zur Materie. Beim Hohlkreuz gibt es weniger Bandscheibenprobleme. Wenn unsere Lendenwirbelsäule steiler ist, sind wir eher aufwärtsgerichtet, mehr in der Evolution, eher weg von der Materie in Richtung des Nichtstofflichen orientiert. Wir haben höhere Vorstellungen im Leben, was zu mehr Druck in der Bandscheibe führen kann. Auch unser Darm hat einen Bezug zur Lendenwirbelsäule. Bei Blockaden aus emotionalen Aspekten könnte übermäßiger Stolz eine Rolle spielen. Lassen wir unsere Emotionen zu oder unterdrücken wir sie oft, weil wir zu viel nachdenken?

Bei Bandscheibenproblemen in der Lendenwirbelsäule frage dich:

- *Setze ich mich zu sehr unter Druck? Verlange ich zu viel von mir selbst oder anderen?*
- *Denke ich zu viel und besonders analytisch?*
- *Was kann ich nicht verdauen? Bin ich „aufrecht" (aufrichtig) mit mir selbst?*
- *Oder ist mir alles egal und ich übernehme keine Verantwortung für meine Gefühle und Emotionen?*
- *Fühle ich mich vielleicht schuldig für etwas?*

Das „Ich in Entwicklung" soll sich selbst weder aufblähen noch zu klein machen. Durch unsere Emotionen lernen wir. Wir sollten sie möglichst durchleben und andere damit nicht belasten. Andere Menschen können unsere Probleme nicht lösen, aber sie können uns helfen. Belaste dich selbst nicht mit den Problemen anderer und sie nicht mit den deinen. Offen um Hilfe zu fragen, macht das Leben leichter, die Lendenwirbelsäule muss dann nicht so viel tragen. Sage z. B. nicht: „Ich habe ein Problem", sondern: „Kannst du mir bitte helfen, ich fühle mich … ." Das schafft Zugang und öffnet. Grundsätzlich wollen wir keine Probleme. Die meisten Menschen haben kleine Schwierigkeiten, sind wohlwollend und haben den Wunsch, über ihre Gefühle oder Gedanken zu reden.

„Verschleiß" in der Lendenwirbelsäule

Verschleiß ist eigentlich nicht das richtige Wort. Gemeint ist ein Missverhältnis zwischen Belastung und Belastbarkeit, zwischen Spannung und Entspannung. Gelenkknorpel wird ernährt durch Druck und

Entspannung im Gleichgewicht. Bei Entspannung wird der Knorpel vollgesogen mit Nahrung, bei Druck wird er leergepresst wie ein Schwamm. Zu viel Druck schneidet dem Knorpel die Nahrungszufuhr ab, zu viel Entspannung erweicht ihn. Auch die Durchblutung von Kapseln und Bändern spielt dabei eine Rolle; sie hängt wiederum mit Stress zusammen.

Frage dich selbst:

- *Habe ich Dauerstress? Kann ich schlecht entspannen?*
- *Bin ich aufrichtig in meinen Gefühlen?*
- *Kann ich nein sagen, wenn mir etwas zu schwer ist?*
- *Stehe ich sicher und entspannt zu mir selbst, wenn es um fundamentale Entscheidungen geht?*

Brustwirbelsäulenverspannungen

Die Brustwirbelsäule ist sehr stark verbunden mit unserem vegetativen Nervensystem. Zu viel Stress macht sich bemerkbar als Verspannung in diesem Bereich. Oft zeigen sich hier Spannungen, die sehr subtil sind, z. B. Stress, den wir nicht als solchen erkennen oder an den wir uns gewöhnt haben. Die Brustwirbelsäule ist ein Teil unseres Brustkorbs und bildet den Schutz für das Herz und die Lunge. Wenn das „Ich" gesund ist, das heißt, wenn es auf die richtige Weise gelernt hat, mit emotionalen Konflikten umzugehen, kann es zu einer höheren Form von Bewusstsein wachsen. Wir sind dann eher in der Lage, unserem Herzen zu folgen und haben weniger Angst, das zu sagen, was uns wichtig ist. Kinder, die verletzt wurden, haben das nicht gelernt und stecken vieles weg. Dadurch können die Gefühle nicht ins Herz durchströmen. Das führt zu chronischem subtilem Stress, den wir häufig selbst gar nicht als solchen erkennen.

Bei Brustwirbelsäulenverspannungen frage dich selbst:

- *Was liegt mir auf dem Herzen?*
- *Warum fühle ich ständig eine Faust im Rücken, weiß aber nicht, was das ist?*
- *Was nimmt mir den Atem?*
- *Warum fühle ich mich immer etwas traurig, ohne erkennbaren Grund?*

Halswirbelsäulenprobleme

Die Halswirbelsäule trägt den Kopf. Sie macht es uns möglich, nach links und rechts, oben und unten zu schauen. Die Halswirbelsäule hat eine starke und enge Verbindung zum Herzen, so dass Spannungen im Herzen sich als Spannungen im Nacken äußern. Der Kopf ist relativ schwer für den Nacken, das erfordert eine gute Koordination. Einen schweren Kopf kann man im wahrsten Sinne des Wortes auch empfinden durch "Schwere" der Gedanken und Gedankenfülle. Die Nackenmuskeln müssen sich daher ständig anspannen, um Veränderungen in der Kopfstellung auszugleichen. Die ersten Halswirbel gleichen vorwiegend Spannungen aus, die aus dem Körper kommen.

Bei Halswirbelsäulenproblemen frage dich selbst:

- *Lasse ich wirklich das zu, was in meinem Herzen ist?*
- *Übernehme ich dafür die Verantwortung, setze ich es in die Tat um? Innerer Frust kann entstehen, wenn wir es nicht tun. Das kann zu Wut und Spannungen führen, die sich im Nacken bemerkbar machen.* →

- *Warum schaue ich stur geradeaus und will nicht nach links und rechts sehen?*
- *Welchen Teil von mir will ich nicht sehen?*
- *Welche Ängste habe ich im Kontakt mit anderen? Habe ich Angst, jemandem zu sagen, was ich wirklich auf dem Herzen habe, auch wenn es für mich schwierig werden könnte?*
- *Was macht mich so müde, dass ich ständig darüber nachdenke? Habe ich das Gefühl, mich so im Kreis zu drehen, dass ich nicht mehr richtig sehen kann?*

Organprobleme und Emotionen

In unserer Evolution und Involution hin zu dem Menschen, der wir jetzt sind, haben wir sehr viele Erfahrungen gemacht. All diese Erfahrungen haben Spuren hinterlassen in unserem „System Mensch". Unser Charakter ist ein Komplex von Gewohnheiten, die uns bewusst und leider auch meistens unbewusst steuern. Diese Gewohnheiten manifestieren sich in einer gestörten Kommunikation mit der Außenwelt (anderen Menschen, aber auch Gegenständen). Wir wollen keine Probleme haben und nicht leiden. Aus diesem Grunde verdrängen wir oft diese Störungen. Nach außen wirken wir ganz gelassen, während drinnen alles in Bewegung ist, brodelt und kocht. Diese Situation kennen wir alle und haben uns an sie gewöhnt. Wir sind Meister der Verdrängung geworden. Unser Körper und unser Geist vergessen aber nichts. Sie sind programmiert mit diesen alten Erfahrungen. Wenn wir uns das nicht bewusst machen, ja sogar bewusst ignorieren, können sie sich unter den entsprechenden äußeren Bedingungen als Krankheit zeigen und auf diese Weise in Erinnerung bringen.

Du kennst doch Lebensphasen, in denen dir jemand ständig „auf den Geist geht", dich „zur Weißglut bringt", in denen Ereignisse dir „unter die Haut gehen", du jemanden fressen oder an den Haaren herbeiziehen könntest. „Das geht mir an die Nieren. Das juckt mich nicht", usw. sind häufige Aussagen.

In der Sprache liegen viele solcher Wahrheiten verborgen. Achte einfach darauf, was du denkst und sagst, wenn du mit jemandem Streit hast. Versuche auch wahrzunehmen, wie schnell diese Emotionen wieder weg sind. Wohin hast du sie dann gepackt?

Unsere Organe haben in der Evolution als „Instrumente" gedient, um etwas zu verdauen, abzuwehren, auszuscheiden, in Bewegung zu setzen, umzuwandeln, zu entgiften usw. Diese Instrumente haben uns zu den Menschen gemacht, die wir jetzt sind, jeden auf seiner eigenen Ebene, auf seine eigene Art und Weise und in seiner „eigenen" Welt, die immerhin ein Teil des Ganzen ist. All diese Funktionen können wir an Emotionen koppeln. Wenn uns z. B. etwas schwer im Magen liegt, können wir vielleicht emotional etwas nicht verdauen. In den nächsten Absätzen ist beschrieben, wie wir lernen können, unsere ***Organsprache zu verstehen***.

Organsprache

Nierenprobleme

Die Nieren sind Entgiftungsorgane. Sie liegen an der Basis des Rumpfes, weil wir ursprünglich aus dem Wasser kommen. Es sind stammesgeschichtlich uralte Organe. Tief in uns steckt unsere Urangst, die durch das Wissen begründet ist, dass wir sterben werden. Mit dieser Angst werden wir alle geboren. Es ist uns zwar nicht ständig bewusst, aber wir wissen, dass wir alles, was wir in diesem Leben aufbauen, wieder verlieren werden. Diese Angst zeigt sich oft an den Nieren. Unsere Eltern lebten natürlich auch in dieser Angst und haben sie an uns weitergegeben. Wenn wir uns ihrer nicht bewusst sind, kann unser Leben zu einem ständigen Kampf werden. Krampfhaft versuchen wir uns selbst auszureden, dass wir alles verlieren werden. Das erzeugt chronischen Stress, der auf dieser Angst basiert. Dauerstress kann sich in der Folge auswirken auf unseren Blutdruck und den Wasserhaushalt. Selbst unser Gewicht wird beeinflusst z. B. durch hormonelle Störungen, die aus Emotionen entstehen.

Angst ist nur dann eine Bedrohung, wenn wir zulassen, dass sie unser Leben bestimmt. Wir sollten unsere existenziellen Ängste offen anschauen und uns dann fragen, ob dieser Kampf gegen Windmühlen sinnvoll ist und ob wir ihn weiter führen wollen. Wir werden auf jeden Fall einmal alles verlieren – mit oder ohne Angst. Es ist ratsam, Hilfe zu holen bei der Bewältigung dieser Ängste, wenn man es nicht alleine schafft.

Bei Nierenproblemen frage dich selbst:

- *Was ist meine tiefste Angst? Sehe ich sie überhaupt als Angst an? Macht sie sich vielleicht bemerkbar als Pseudosicherheit?*
- *Was passiert, wenn ich vor Wut die Kontrolle verliere?*
- *Habe ich alles unter Kontrolle?*
- *Warum komme ich nicht in Kontakt mit meinem tiefsten Gefühl?*
- *Gibt es immer wiederkehrenden Stress, über den ich nicht sprechen kann?*
- *Habe ich Angst vor der Dunkelheit? Kann ich dann nicht schlafen?*

Herzprobleme

Das Herz entwickelt sich als erstes Organ in unserem Leben. Und es ist das erste Organ, das „spricht", deswegen sagen wir auch immer die Wahrheit, wenn wir „mit dem Herzen reden". Das Herz hat eine unvorstellbare Energie; es schlägt jeden Tag zwischen 70.000 und 100.000mal. Leider leben und entscheiden wir oft nicht unserem Herzen folgend, dann verlieren wir Unmengen an Energie an relativ nutzlose Sachen. Das Herz nimmt und gibt alles, ohne dabei zu denken. Es gibt auch sich selbst etwas, wenn auch nur sehr wenig. Ungefähr 5 % von dem, was das Herz an Blut in den Kreislauf auswirft, fließen über die Kranzgefäße zum Herzmuskel zurück. Von solchen Ergebnissen im Hinblick auf das Geben sind wir Menschen noch weit entfernt. Es könnte wieder ein Hinweis darauf sein, dass wir den Kontakt mit der Quelle verloren haben. Außerdem reagiert das Herz auf jede Veränderung in unserem System. Auch über den Pulsschlag kann man vieles erfahren über den Menschen hinter dem Herzen. Sogar im Traum, wenn wir nicht bewusst denken, nimmt das Herz jede Veränderung wahr und lässt von sich hören.

Bei Herzproblemen frage dich selbst:

- *Warum höre ich nicht auf meine innere Stimme?*
- *Warum gebe ich meinem Verstand immer Vorrang?*
- *Warum werde ich böse, wenn jemand mir Dinge sagt, die mir wehtun; was sagt dann mein Herz?*
- *Warum habe ich Angst, ich könnte zu kurz kommen? Und wenn es so wäre, was würde ich verpassen?*
- *Warum darf ich nicht glücklich sein?*
- *Warum bin ich nur dann glücklich, wenn andere glücklich sind?*
- *Warum habe ich Angst, zu sagen was ich eigentlich sagen will?* →

- *Habe ich vielleicht Angst, die Wahrheit über mich selbst zu erfahren?*
- *Habe ich Angst alleine zu sein? Was passiert, wenn ich alleine bin? Welche Stimmen sprechen dann zu mir? Ist es die Angst, verrückt zu werden?*
- *Warum kann ich mich selbst nicht lieben?*
- *Brauche ich ständig die Bestätigung von anderen?*

Wir werden alle allein geboren und werden allein sterben. Von Zeit zu Zeit müssen wir allein sein, um uns selbst kennenzulernen. Es ist aber wichtig, die eigenen Möglichkeiten dabei zu berücksichtigen. Überlaste dich nicht mit Dingen, die dein Herz nicht verkraftet. Das Herz muss man trainieren genau wie die Muskeln und das Gehirn. Alles was das Herz nicht verkraftet, sind die Folgen deiner Untreue gegenüber deinem wahren Selbst. Respektiere das und lasse dich nicht in die Irre führen von Menschen, die es gut mit dir meinen. Du - und nur du selbst - kannst auf deine innere Stimme hören und dich freimachen von deiner Lüge. Kombiniere aber die Stimme deines Herzens mit dem Werkzeug des Verstandes. Er zeigt dir, wie du in dieser Welt mit deinem Herzen zu leben hast. Nutze beide, Herz und Verstand, aber gib dem Herzen immer den Vorrang.

Leberprobleme

Die Leber ist ein Organ, das sehr eng verbunden ist mit dem Stoffwechsel. Unter anderem werden hier Eiweiß, Fette und Kohlehydrate transformiert und dem Organismus bei Bedarf bereitgestellt. Die Leber baut auch Hormone und Giftstoffe ab. Sie ist das aktivste Organ und beeinflusst daher auch die Körpertemperatur. Außerdem kann die Leber bei der Blutbildung eine Rolle spielen. Vor allem zu Beginn der Embryonalzeit ist sie für die Blutbildung verantwortlich. Emotionale Aspekte wie Wut, Zorn, und Ärger beeinflussen ebenfalls die Kräfte der Leber.

Bei Leberproblemen frage dich:

- *Welche Gefühle verdränge ich? Warum kann ich sie nicht frei strömen lassen?*
- *Warum lasse ich zu, dass meine Emotionen mich beherrschen – statt umgekehrt?*
- *Warum kann ich nicht frei über sie sprechen? Habe ich vielleicht Angst vor meinen Emotionen oder Angst, jemandem wehzutun?*
- *Warum bin ich so müde?*
- *Denke ich zu viel statt meine Gefühle einfach zu leben?*
- *Warum fühle ich mich schuldig, wenn ich mal böse war?*
- *Gibt es tief versteckte Probleme bei der Mutterbindung?*
- *Beherrschen die Emotionen die Liebe zu deinen Nächsten oder verdrängst du sie vielleicht?*

Gallenprobleme

Gallenflüssigkeit besteht hauptsächlich aus Cholesterin, Wasser und Salzen. Sie wird benötigt für die Aufspaltung von Fetten im Dünndarm. Fette sind wichtig als Schutz (dicke Haut) und für die Bildung von Steroidhormonen (u. a. Stresshormonen). Die Gallenblase sammelt die Gallenflüssigkeit. Sobald fette Nahrung im Dünndarm ankommt, entleert sich die Galle in den Dünndarm. Aus der anatomischen Nachbarschaft von Leber und Galle zeigen sich Analogien auch auf emotionaler Ebene: Es sind hier eher unterdrückte Emotionen, die sich „aufgeblasen“ (versteinert) haben und in Gallenproblemen zum Vorschein kommen.

Bei Gallenproblemen frage dich:

- *Was macht mir Stress und geht mir unter die Haut?*
- *Schotte ich mich zu sehr ab, weil ich Stress vermeiden will, koche dabei aber innerlich und kann mich nicht äußern?*
- *Bilde ich einen Panzer, um Stress zu vermeiden?*

Magenprobleme

Der Magen ist ein Hohlorgan, der Anfang des Verdauungstraktes. Wenn wir die Nahrung gesehen und ertastet, gerochen und geschmeckt haben, wird sie geschluckt und gelangt in den Magen. Hier wird sie durch die Magensäure von Keimen befreit, so dass sie uns nicht schadet. Zu viel Säure kann den Magen selbst angreifen, bei zu wenig Säure können sich Keime vermehren und im Körper ausbreiten. Magenfunktionsstörungen aus emotionalen Ursachen entstehen u. a. daraus, sich auf Dinge des Lebens nicht einlassen zu können, aus mangelndem Selbstwert und aus unzulänglicher „Verdaubarkeit des Lebensstresses".

Bei Magenproblemen frage dich:

- *Was will ich nicht schlucken?*
- *Bekomme ich wirklich Liebe?*
- *Bin ich bereit, selbst zu lieben oder bin ich zu „sauer" und kann nicht erkennen, dass ich geliebt werde?*
- *Bin ich zu vertrauensvoll und sehe nicht, dass das, was ich bekomme, keine Liebe ist?* →

- *Habe ich vielleicht Angst vor „oberflächlichen“ Bekanntschaften, vermeide sie und kann dadurch Menschen nicht tiefer kennenlernen?*
- *Bin ich vielleicht selbst zu „oberflächlich“ und werde dadurch schnell enttäuscht?*
- *Habe ich vielleicht Angst vor tieferen Beziehungen?*
- *Habe ich die Angst, wieder enttäuscht zu werden?*

Dünndarmprobleme

Nachdem die Nahrung – gut geknetet, entkeimt und teilweise schon durch Verdauungssäfte zersetzt – den Magen verlässt, gelangt sie in den Dünndarm. Zuerst wird sie entsäuert, damit der Darm nicht verletzt wird. Dann kommen die Gallensäfte und Bauchspeicheldrüsensäfte hinzu. Die Nahrung wird also zerlegt (analysiert) in ihre verschiedenen Bestandteile, die unserem Körper als Bausteine und Energielieferanten dienen. Zu viel denken, zu viel analysieren, zu viel „Ich“ blockieren von der emotionalen Ebene aus den Dünndarm.

Bei Dünndarmproblemen frage dich:

- *Habe ich Bedenken, eine tiefe Beziehung zu einem Menschen einzugehen?*
- *Warum denke ich so viel und versuche alles zu analysieren?*
- *Warum kann ich nicht einfach etwas annehmen?*
- *Warum muss ich alles verstehen?*
- *Kann ich das Leben so nehmen, wie es ist?*
- *Reagiere ich „allergisch“ auf vermeintliche Fehler anderer Menschen?*
- *Kann ich Hilfe von anderen annehmen in Bereichen, die ich nicht verstehe?* →

- *Muss ich gute Ratschläge erst selbst verstehen, bevor ich sie umsetze oder kann ich sie annehmen und dann erst zu verstehen lernen?*
- *Kann ich Menschen glauben oder bin ich immer sehr skeptisch?*
- *Lasse ich mein Gefühl zu oder lehne ich das ab?*
- *Halte ich mich zu aufrecht, mache ich meinen Rücken zu gerade?*

Dickdarmprobleme

Die Hauptfunktion des Dickdarms ist die Verarbeitung der Nahrungsbestandteile, die im Dünndarm nicht aufgenommen werden konnten. Der Dickdarm ist von vielen Bakterien besiedelt, die uns helfen, Unverdautes aufzulösen, schließlich loszulassen und der Erde zurückzugeben. Im Zusammenhang mit dem Immunsystem spielt er eine große Rolle, wobei die für uns guten und die schädlichen Bakterien in einem guten Gleichgewicht sein sollten. Außerdem nimmt der Dickdarm Flüssigkeiten und darin aufgelöste Mineralsalze auf und stellt sie dem Körper wieder zur Verfügung (Recycling). Auf emotionaler Ebene spielen wiederum Ängste eine Rolle, z. B. etwas nicht loslassen zu können oder Angst, Erworbenes zu verlieren.

Bei Dickdarmproblemen frage dich:

- *Was kann ich nicht loslassen?*
- *Welche tiefen Ängste beeinflussen unbewusst meine Beziehungen?*
- *Habe ich Angst vor der Angst?*
- *Was fresse ich in mich hinein?*
- *Habe ich Angst, anderen Menschen, die mir wichtig sind, meine tiefsten Gefühle mitzuteilen?* →

- *Kann ich Probleme abgeben und mich darauf verlassen, Hilfe zu bekommen, auch wenn ich sie nicht verstehe? Oder macht mir das Angst?*
- *Kann ich tief in meine Gefühle gehen und mir die Zeit nehmen, ein Problem zu verdauen - oder will ich Fertiglösungen haben?*
- *Habe ich die Angst, etwas zu verpassen, und nehme ich alles auf wie ein Schwamm?*

Probleme mit unseren Sinnesorganen

Menschliche Sinnesorgane sind, verglichen mit hochspezialisierten Sinnesorganen im Tierreich, im Grunde ziemlich schlecht. Beispielsweise die Augen. Sie ähneln einer Glaskugel, in die Licht einfällt. Dieses wird von Nervenzellen umgewandelt in chemische Substanzen, die wiederum elektrische Impulse auslösen und unser Gehirn darüber informieren, was draußen sein sollte. Was wir auf diese Weise wahrnehmen, ist aber nicht das, was tatsächlich draußen ist, sondern nur das, was unser Gehirn daraus macht. Also sehen wir nur uns selbst in einem Spiegel. So verhält es sich mit all unseren Sinnesorganen.

Um eine wirklich gute Wahrnehmung von draußen zu bekommen, müssen wir lernen, hinter die Entstehung unserer Bilder zu schauen, d. h. mit unserem Herzen zu sehen. Das ist nur dann möglich, wenn unser Geist ganz still ist und unsere Sinne nicht mehr nach dem Bekannten greifen. Normalerweise geben wir dem, was wir sehen, einen Namen, ein Etikett. Das ist ein Apfel oder ein Stein oder das ist Annabelle oder das ist Jakob. Würden wir den Apfel nur als Apfel sehen, könnten wir gleichzeitig wahrnehmen, wie er aus einer Blüte entstand, die von einer Biene bestäubt wurde. Wir würden sehen, dass es einen Samen gab, aus dem der Apfelbaum gewachsen ist. Wir würden den Menschen sehen, der ihn gepflanzt oder den Vogel, der den Samen transportiert hat. Wir würden sehen, wie alles miteinander verbunden und wie kostbar es ist. Wir würden die Schönheit der Schöpfung sehen. Vielleicht würden wir sehen, dass Gott in allem ist und alles in Gott.

Um das alles zu wahrzunehmen, müssen wir begreifen, dass unsere Sinnesorgane nur einen Bruchteil wiedergeben von dem, was wir ***bewusst erfassen*** aber noch nicht sehen können. Und weil das so ist, demonstrieren uns die Sinnesorgane diesen Mangel. Wir sind mit diesen Werkzeugen geboren. Daher ist es wichtig, dass der Wahrnehmung unserer Sinnesorgane ein Bewusstwerdungsprozess vorausgeht. Wenn wir nicht bewusst schauen, sehen wir nicht, was wir verpassen. Das zeigt dann unser Körper, manchmal schon von Geburt an. Und genau das spricht dafür, dass unser Bewusstsein einer Kontinuität (Wiedergeburt) unterliegen könnte und sich von Leben zu Leben in einem bestimmten Entwicklungszustand befindet. Je nachdem wie wir dieses Bewusstsein prägen mit positiven Eindrücken wie Liebe und Weisheit, werden wir „eingeweiht“ in die Schönheit des Lebens.

Augenprobleme (Probleme mit dem Sehen)

Mit unseren Augen können wir nach außen schauen. Das heißt, dass wir mit dem Augenbewusstsein zu demjenigen „hingehen“ können, was wir sehen wollen. Etwas sehen zu wollen bedeutet, es nicht wirklich zu uns kommen zu lassen. Wir sind tatsächlich „im Außen“ und nicht bei uns selbst. Der Anteil dessen, was wir auf das Objekt projizieren, wird größer, je mehr wir sehen wollen.

Wenn wir das Objekt dagegen zu uns kommen lassen, wird der Projektionsanteil geringer. Wir wollen nicht ***etwas*** sehen, sondern wir sehen mehr, was ist. Wenn wir andere Menschen beobachten, die das

Erste tun, sind die Augen „härter“ und weniger tief. Menschen, die das Objekt zu sich kommen lassen, sehen besser ***was ist***, die Augen sind „weicher“ und tiefer. Solche Menschen nehmen uns mit in ihre Seele. Augen sind ein wunderbares Instrument, wenn wir lernen, sie mit diesen Eigenschaften und auf diese Weise zu nutzen.

Bei Augenproblemen frage dich:

- *Was von dem, was mir nah ist, will ich nicht sehen?*
- *Will ich andere auf Distanz halten?*
- *Warum schaue ich zu sehr auf andere herab? Oder vielleicht zu sehr nach oben?*
- *Habe ich Angst, anderen in die Augen zu schauen und mit ihnen wirklich in Kontakt zu kommen?*
- *Was will ich verbergen?*
- *Warum sehe ich meinen Partner manchmal als hübsch und manchmal als hässlich?*
- *Warum bin ich zu viel in Gedanken und sehe nicht, was mir ganz nah ist?*
- *Habe ich Angst vor meiner eigenen Tiefe, habe ich Angst zu fallen?*
- *Habe ich Angst davor, dass das was mich stört, in Wirklichkeit ein Teil von mir selbst ist? Drücke ich deswegen die Augen zu?*

Ohrenprobleme (Probleme mit dem Hören)

Die Ohren sind Sinnesorgane, die eigentlich passiv sind. Die Augen können wir schließen, die Ohren nicht. Die Ohren sind darauf gerichtet, hörbare Schwingungen wahrzunehmen, keine Formen oder Farben. Alles in der Natur hat eine Schwingung, die wir nur hören können, wenn wir innerlich ganz still sind. Meistens nutzen wir unsere Ohren nicht richtig. Weil wir sie, wenn uns etwas nicht passt, nicht verschließen können, hören wir nicht, was gesagt wird, sondern wir filtern das Gehörte durch unsere Erfahrungen und Programmierung und es entsteht daraus eine subjektive Bedeutung. Wir hören eigentlich alles schon mit einer gleichzeitigen inneren Bewertung. Wenn wir hören würden, ohne selbst innerlich zu reden und uns eine Meinung zu bilden, würden wir uns in das, was gesagt wird, hineinfühlen können. Deswegen haben die Ohren eine eher weibliche Energiequalität, die mit einer tieferen Fähigkeit zu fühlen zusammenhängt.

Frage dich selbst:

- *Was will ich nicht fühlen, wenn jemand zu mir spricht?*
- *Was will ich nicht wahrhaben oder verstehen?*
- *Bin ich überzeugt, schon zu wissen was jemand sagen wird und lasse ich damit vielleicht nicht zu, dass es anders ist?*
- *Warum höre ich nicht auf mein inneres Gefühl, meine innere Stimme, meine Intuition?*
- *Verlasse ich mich zu sehr darauf, was andere sagen? Habe ich Angst, etwas nicht mitzukriegen? Habe ich Angst, die Kontrolle zu verlieren über meine Umgebung?*

Nasenprobleme (Probleme mit dem Riechen)

Die Nase ist das älteste Sinnesorgan, das wir besitzen. Sie hat eine Verbindung zu sehr vielen Gehirnarealen. Das Riechen ist eine sehr feinstoffliche Wahrnehmungsweise. Manchmal reichen schon ein paar Moleküle aus, um etwas zu riechen. Die Nase ist durch das Atmen an die Essenz des Lebens angeschlossen. Wenn wir meditieren, ist es wichtig durch die Nase zu atmen. Nach dem Wissen der alten Weisheitslehren ist die Nase verbunden mit Energiekanälen. Sie spielen eine wichtige Rolle dabei, das Bewusstsein und die Sensibilität für unsere Welt zu entwickeln.

Frage dich:

- *Warum sind meine Energien nicht in Balance?*
- *Was verdreht mir den Kopf?*
- *Was nimmt mir die Luft?*
- *Was nimmt mir die Klarheit oder was ist mir nicht klar?*
- *Warum verstoße ich gegen meine Intuition?*

Das Leben umarmen

Was brauchen wir als Menschen?

Vertrauen, vor allem darin, dass das Leben es gut mit uns meint. Mit diesem Buch haben wir als Autoren versucht, dir Anregungen zur Reflexion zu geben, das Leben und sein „Auf" und „Ab" in allen Facetten verstehen zu lernen. Zu verstehen und zu nutzen als eine Hilfe auf dem Weg unserer menschlichen Entwicklung, die uns die wirkliche **HEILUNG** ermöglicht.

Wie sehr andere dir auch helfen wollen oder es dir vorleben, dass Heilwerden möglich ist, *letztendlich kannst nur du selbst deinen Heilungsprozess herbeiführen* mit Hilfe all deiner Talente, deiner Energien und Gefühle, ja sogar auch mit Hilfe deiner „Schattenseiten".

Jeder Mensch erschafft aus sich und der Summe seiner Erfahrungen seine eigene Realität (siehe auch unser erstes Buch „Heilung – von Methode zu Bewusstsein"). Wenn du am Ende dieses Büchleins in der Lage bist, diese Realität schon mit anderen Augen wahrzunehmen, dann bist du schon auf dem Weg, heiler zu werden. Es ist nun an dir, diesem Prozess Nahrung zu geben.

Adressen

Stan Geurts
Heilpraktiker, Osteopath
Weißdornstraße 1
41366 Schwalmtal
tel • 02163 - 92 92 92
mail • stan.geurts@osteopathie-schwalmtal.de
web • *www.osteopathie-schwalmtal.de*

Dr. med. Anneliese Busse
Frauenärztin, Akupunktur-TCM-Naturheilverfahren
Poststr. 3
52428 Jülich
tel • 02461 - 62 18 11
mail • dr.anneliese.busse@t-online.de
web • *www.gynaekologie-busse.de*

Notizen

Notizen